使命に生きて

人口減少時代の今、
地方の医療に求められるもの

花房雄治
HANAFUSA YUJI

幻冬舎MC

使命に生きて

人口減少時代の今、
地方の医療に求められるもの

はじめに

少子高齢化に歯止めがかからない日本において、都市部への人口集中と地方の過疎化が進み、都市部と地方における医療格差の広がりが深刻な問題になっています。

私がクリニックを運営している静岡県下田市も、まさに大都市との医療格差に直面しています。伊豆半島の南側に位置する下田市は、富士箱根伊豆国立公園の一角を占める風光明媚《めいび》な地方都市です。透明な海と緑豊かな山々に囲まれ、数々の温泉が湧き出る伊豆を代表する観光地として知られています。

歴史的にも、１８５４年のペリー提督率いる黒船来航や吉田松陰の密航計画、そして初代駐日アメリカ総領事ハリスの滞在など、日本の近代化における重要な舞台となりました。

しかし、現在の下田市は多くの地方都市同様、深刻な過疎化に直面しています。この30年間で人口は1万人減少し、現在では2万人を下回るまでに至りました。若い世代は都市部へと流出し、高齢化率は県内トップクラスです。人口に占める高齢者の割合が高まることで医療サービスの必要性が増しており、特に、糖尿病や慢性腎臓病（ＣＫＤ）などの生活習慣病への対応が重要な課題となっています。

静岡県は人口あたりの医師数が47都道府県中39位で全国レベルから見ても医師が少ない地域に該当します。特に県内で８つある二次医療圏のなかで下田市を含む賀茂地域は医師少数区域に分類され医療過疎地域といえます。賀茂地域は、伊豆半島先端に位置し、最寄りの三次救急医療施設に搬送するには天城峠を越える道を車で1時間半走らなければなりません。アクセスの良い都市部なら救われたかもしれない患者の命が、最悪の場合失われてしまうこともあります。医師や看護師の人材不足が深刻であり、高齢者の方たちが、医療体制に不安を感じ、やむなく医療の充実した都市部へと転居していくことも少なくありません。

私が下田で働き始めたのは２００４年、39歳のときです。私は昭和大学医学部を卒業後、国内最先端の医療を提供する国立循環器病センター（現・国立循環器病研究センター）で心臓血管外科医として経験を積み、その後は神戸大学医学部附属病院、福島県郡山市の中核病院である太田西ノ内病院で順調なキャリアを歩んでいました。しかし、家庭の事情によって、縁あって伊豆・下田の民間透析クリニックで働くこととなりました。

下田での勤務初日の衝撃は今でも決して忘れることはありません。過去の勤務地で見たこともなかった古い医療機器が並び、スタッフは十分に教育を受けておらず、人工透析を導入するための手術設備もないなど、予想を超える格差を目の当たりにしたのです。

どうしてこんなところに来てしまったのか……。

こんな環境でまともな治療ができるのか……。

悲惨な気持ちにもなりましたが、妻と生まれたばかりの子どもを路頭に迷わせるわけにもいきません。私自身で都落ちといえるような道を自ら選択してきたからには、もはや退路はありませんでした。医師として都市部と地方の医療格差を解消するため、力の限りを尽くそうと覚悟を決めたのです。

そうして下田の地で第二の人生を歩み始めた私は、自ら看護師やスタッフの教育に取り組み、透析だけでなく内科や外科、泌尿器科など、幅広い診療体制を整えてきました。現在では特に腎臓病や人工透析で下田を含む賀茂地域の専門施設として実績をあげ信頼を集めています。今後さらに緊急時に迅速かつ安全に三次救急医療施設にアクセスできるよう、連携を強化しています。

さらにクリニック外へ出て地域を積極的に回って、下田に根を張った活動にも注力してきました。市民講座を開いたり、毎月1回ケーブルテレビに出演したりして自分を知ってもらうとともに、生活習慣病などについて解説し、地域住民が自らの健康寿命を延ばす日常の行動をとれるよう情報発信を続けています。この取り組みは、すでに19年目を迎えました。また、地域で医師や看護師、技師などの医療人材が育つよう、研修の受け入れ拡大や教育支援にも携わっています。

これらが現時点で私の考える医療格差の解消策であり、まだまだ不十分な点が多く、日々暗中模索が続いている状態です。しかし、都市部と地方それぞれで医療現場を経験した私だからこそ見えてくる課題に取り組むことは、医療人としての使命だと考えています。

本書では、私が伊豆・下田で進めてきた医療格差解消のためのさまざまな取り組みを紹介し、その目的や考え方、成果について述べています。うまくいったものもあれば、壁に突き当たって難航したものもあり、可能な限り裏表なくリアルな実態を伝えることで、私と同じように全国各地で医療格差の問題に取り組み奮闘し続けている医療関係者の皆さんや、地域の医療に不安を感じている地方在住の方々にとって、参考になればと思っています。

本書を通じてより多くの方が日本の医療格差の問題や地方の現実を知り、課題解決のために地域医療に携わる人が一人でも増えれば、著者として望外の喜びです。

目　次

3章

医療の質を向上させるために、都市部からの人材確保は急務

独自の養成プログラムにより、医療従事者を地域に定着させる

4章

都市部と遜色ない医療を提供するために質の高い医療連携が必須

地域のキーマンとして、行政を絡めたネットワーク構築を実現する

5章

日本の医療格差解消にすべてをささげる——。

人や資源が限られる地方こそ、医療人の使命は大きい

設備、人材、医療連携……

あらゆるものが不足し、都市部と格差が広がる地方医療の実態

1章

ますます深刻になる都市部と地方の医療格差

日本の医療制度は、ＯＥＣＤ（経済協力開発機構）の健康支出データや医療アクセスに関する報告書によると、医療サービスの質やアクセスの面で諸外国と比較しても高水準にあります。全国どこに住んでいても比較的少ない負担で質の高い医療を受けられるという点は、国民にとって大きな利点です。これは、国民皆保険制度による保障と、希望する医療機関を自由に選んで受診できる柔軟な体制によるものと考えられます。

しかし、実態としては、地域によって医療サービスの質や医療施設へのアクセスに大きな差があります。特に、都市部と地方の医療格差は顕著であり、交通が不便で人口も少ない地域などで受けられる医療の内容や質は、都市部のそれらとは大きく違っているのです。

格差の一つとして、無医地区（おおむね半径４㎞の区域内に50人以上在住している地区であり、かつ容易に医療機関を利用することができない地区）や準無医地区（無医地区には該当しないが、無医地区に準じた医療の確保が必要と都道府県知事が判断し、厚生労働大臣が適当と認めた地区）の存在が挙げられます。これらの地域では医師が常駐しておらず、医療施設も不足しているため、地域住民が必要な医療サービスを受けることが非常に困難です。無医地区では、住民が最寄りの医療機関まで何十km も移動しなければならず、これが医療アクセスへの大きな障壁となっています。

高次医療機関の数や、医療の質にも格差

医療アクセスの問題に加えて、高度な医療サービスの提供においても地域間格差がみられます。例えば、日本で最も多い死因である「がん」に対しては、全国各地にがん診療拠点病院が整備され、専門的な医療を受けられるようになっています。ところが、これらの高次医療機関は、主に都市部や人口が多い地域に集中しているのが現実です。そのため、交通の便が悪い地域に住む人々は、通院治療が主流となった近年で

も継続的に医療機関に通うことが難しい場合が少なくありません。静岡県にも静岡県立静岡がんセンターという、国内屈指のがん専門の病院がありますが、下田からは2時間近くもかかるため、この地域からの通院は困難を極めます。

がん診療拠点病院では標準的な治療を受けることができますが、それ以外の特殊な治療や先進的な医療については医療機関ごとに提供される内容が異なります。つまり、住んでいる地域やアクセス可能な医療機関によって、実際に受けられる医療の質や選択肢に格差が生じています。

また、脳卒中や心筋梗塞などの循環器疾患は、発症から治療までの迅速な対応が生死を分けることがあります。私自身も心臓血管外科医として、急性大動脈解離の緊急手術を何度も執刀してきました。急性大動脈解離とは、突然大動脈の壁が裂けて、その広がる範囲によって脳や心臓、腸管や腎臓などの腹部臓器への血流が途絶してしまい、臓器灌流《かんりゅう》障害を引き起こすため、臓器が壊死を起こす疾患です。また、破裂による失血死や大動脈弁閉鎖不全症を合併することもあり、非常に重篤な疾患です。病院に到着する前に61・4%が死亡し、治療をしなければ2週間以内に75%が死亡してしまう恐ろしい疾患です。このような命に関わる疾患にも、地域による医療格差が歴然と影響しています。

日本経済新聞は2017年に、がん、心臓病、脳卒中という主要な死因に関する地域間の格差をデータ化して公表しました。その結果、同じ都道府県内でも地域によって死亡率に顕著な差があることが分かりました。例えば、心臓病のケースでは岐阜県、大阪府、北海道が、死亡率の地域格差が大きいとの指摘があります。

地方では、先進的な医療を受けることができる医療施設までの距離が遠いだけでなく、診療所のような小規模医療機関の設備も都市部のそれらとは大きく異なり、医療の質に大きな差が生まれています。特に専門的な治療を必要とする分野において、その差は一層顕著です。迅速な検査による正確な診断が不可欠なこの領域では、確定診断を得るために一分一秒を争いますが、検査のできる施設が少なければ、治療の前段階で脱落するリスクが大きいのです。

私が2004年に院長として赴任した伊豆・下田にある透析専門クリニックの当時の状況をみても、地域格差は明らかでした。このクリニックでは、当時、医療機器や診療に必要な設備、物資がすべて不足していました。まず腎機能が低下して人工透析が必要になった場合、患者にバスキュラーアクセス（シャント）と呼ばれる血液の出入り口を作るための手術をする必要がありますが、当時のクリニックには手術の設備すらありません。そのためバスキュラーアクセスを作成するために、わざわざ沼津や三島の専門施設まで行ってもらわなければならない状況でした。

沼津は伊豆半島の根元にある港町で、下田からは60km も離れています。下田から沼津へ行くには伊豆半島を縦断する形になり、車でも1時間半から2時間はかかります。バスキュラーアクセスの作成や管理で、いちいち沼津まで行かなければならないのは、患者にとって時間的にも体力的にも大きな負担がかかります。自施設でできる検査や処置が少ないと結果として医療の質が低下してしまいます。

昨今は、円安による原材料の高騰や、それに伴う医療物資の価格上昇が大きく、治療に欠かせない薬剤も値上げが横行しています。出荷調整などにより薬剤不足も深刻なため、多くの医療施設では経営が逼迫《ひっぱく》しています。また、医療機器を稼働させるのに欠かせない電気代などの光熱費も高くなっています。そうした設備・物資管理がうまく回らないと経営面で負担がかかり、地方小都市の医療機能はすぐに失われてしまいます。こうした設備不足の問題は地方の医療施設全般にみられる大きな課題です。

地域によって、医師の偏在が顕著に

日本の医療制度のなかで大きな障壁となっているのが、地域ごとに異なる医師の配置状況、いわゆる「医師の偏在」です。この問題は地域によって医療提供能力に大きな差が生じ、住民が平等に医療を受ける権利が脅かされている状況を生んでいます。

具体的には都市部では多くの医師が集中し、高度な医療サービスを受けられる半面、地方や過疎地域では医師の数が不足し、基本的な医療サービスを受けることすら困難な状況が続いていることです。

２０２４年の厚生労働省の調査における、三次医療圏別（都道府県別）の医師偏在の状況をみると、全国で最も医師が多いのが東京都（３５３・９）、２位が京都府（３２６・７）、３位が福岡県（３１３・３）となっています（カッコ内の数値が医師偏在指標）。

一方、医師が少ない下位3県は、岩手県（182・5）、青森県（184・3）、新潟県（184・7）といった県です。医師数が最も多い東京都と、最も少ない岩手県では約2倍の差があります。以前から医師数は「西高東低」といわれており、西日本は東日本より病院の数や医師数が多い傾向にあります。特に東北地方では医師が少ないとされていました。しかし、これをみると東北各県だけが医師偏在が深刻ということではなく、東京周辺の千葉県や埼玉県といった人口が多い地域も、住民人口に対して医師不足であることが分かります。

二次医療圏（複数の区市町村からなる広域の医療圏）でみると、さらに格差が拡大します。最も医師が多いのが東京都の区中央部（789・8）で、全国平均の3倍以上も医師がいることになります。逆に最も少ないのは岩手県の釜石で、医師偏在指標は107・8、全国平均255・6の2分の1以下です。最上位と最下位では、約7倍もの格差があることになります。

私のクリニックがある静岡県は、全国のなかで、下位3分の1の医師少数県に分類され、指標は211・8と全国平均を下回っています。また、県内ではさらに地域によって医師の偏在がみられます。下田市がある賀茂地域は、静岡県内でも最も医師が少なく、医師偏在指標は144・4と、県内で最低値を示しています。このように、静岡県内だけをみても医療体制は都市部と地方で格差があり、特に賀茂地域を含む伊豆半島南端では、医師不足が深刻な問題です。しかも、この地域は高次医療機関が少ないことも医療体制の脆弱《ぜいじゃく》さに拍車をかけています。

下田市は地理的にも伊豆半島の先端に位置し、伊豆の中心都市である沼津や三島から相当離れているため非常に不利な状況にあります。地域内の医療機関が少ないだけでなく、救急患者や重症者を搬送する高次医療機関までの距離が非常に遠いのです。最寄りの三次救急医療施設は、順天堂大学医学部附属静岡病院になりますが、伊豆半島の南端の下田市から北部の伊豆の国市にある同院まで行くには、救急車でも約1時間半はかかります。そのために心臓病や脳卒中などで搬送された場合、あと一歩というところで搬送中に命を落とすことも珍しくありません。私自身、重症患者の救急搬送に同乗し、同院まで搬送はできたものの、救命できなかった例をいくつも経験しています。

静岡県内は山間部によっては陸路による搬送が困難な地域があることから、県で2機のドクターヘリを配備していますが、有視界飛行が前提となるため、夜間は飛ぶことができません。風が強いなどの気象条件が悪いときも同様なので、ヘリがあっても搬送の困難さは必ずしも解消されません。過去の経験では、緊急を要する患者を三次救急施設に搬送する際、ドクターヘリであれば20分弱で施設に搬送できるところを、天候が悪くヘリが使用できずに陸路での救急搬送を余儀なくされました。その結果、途中で死亡するケースを経験し、幾度となく悔しい思いをしています。

そのような理由から、結果として、下田市を含む伊豆半島南部は、県内の他地域と比べても心疾患や脳血管疾患での死亡率が有意に高く、全国平均の約2倍の数値になっています（2013年「人口動態統計」）。つまり、下田市を含む伊豆半島南端の住民は、命に関わる疾患に罹ったときに治療が間に合わないかもしれないという重大なリスクと常に隣り合わせにある地域に暮らしているのです。

また、私のクリニックの診療圏でいえば、産科・耳鼻咽喉科・小児科・整形外科の一次診療（プライマリ・ケア）を担う医療機関がありません。人口減少に伴う患者の減少に加え、開業医がどんどん高齢化しているため閉院してしまうケースが少なくないのです。こうした診療科では、緊急の場合を除けば予約が何カ月も先ということもまれではありません。今後、下田市の人口がさらに減少すれば、ますます閉院する医療機関が増え、かかりたい診療科を受診できない患者が増えるのではないかと危惧しています。実際、私が下田に赴任して以降、医師の高齢化、死亡、経営難などの理由によって、この20年の間に十数件の診療所、病院が閉院してしまいました。

なかなか進まない地域医療連携

医療資源が限られる地方では、地域全体で住民の命と暮らしを守る医療体制を構築していく必要があります。ところが、現実には医療行政にさまざまな利権や関係者の思惑が絡んでおり、理想どおりに進まないことが多いのが実情です。行政や関係議員の判断が本当に住民のためになっているのか、疑問に思うことも少なくありません。

私が下田市のクリニックで働き始めた頃、賀茂地域には官民連携の共立湊《みなと》病院（南伊豆町）という急性期病院がありました。しかし、地域の少子高齢化や過疎化により患者数、ひいては医師を含めた職員も減少し、経営が困難な状況に陥っていました。当時、下田市には急性期医療に対応できる病院がなく、隣町の共立湊病院を下田に移転して急性期医療の拠点とする計画が進められていたのです。

しかし、共立湊病院の下田移転計画は、指定管理者の決定や移転場所、主導する市町をどこにするかなど、たいへん紛糾し、下田市・南伊豆町VS河津町ほかという構図が出来上がってしまいました。指定管理者も、元の地域医療振興協会が継続すればなんの問題もなかったはずなのですが、これを排除するがごとく、別法人の候補を募っていました。しかし、手を挙げた医療法人には医師を集められないなど不備な点が多いうえに、多くの関係者も反対していたため、なかなか決まらず、地元住民の期待をよそに、時間のみが過ぎていきました。賀茂地域1市5町のそれぞれの首長、一部の市・町議会議員、それぞれの地域の利害関係者らで意見が割れた結果、共立湊病院は2つに分裂し、伊豆今井浜病院（河津町）と下田メディカルセンター（下田市）の2つの病院が誕生することになりました。

急性期病院が2つに分かれたことで、患者の利便性が向上したように思えますが、実際は、医師や看護師といった人的資源が分散し、高度な医療を提供する体制を整えることができませんでした。1つの病院が2つに分裂してしまったため、賀茂地域全体の医療の質は著しく低下し、医療水準がさらに低下したと多くの住民が感じています。実際、開院以来、現在に至るまで下田メディカルセンターは医師や看護師、パラメディカルの慢性的な不足が原因で、診療科および病床は完全には機能していません。新病院ができても賀茂地域の医療が改善したとは言い難い状況で、本来の地域医療の中核病院の姿からは大きくかけ離れています。

ほかにも、都市部の医療機関で一般的に行われている「夜間・休日診療」体制が十分に取り入れられていないことが、医療サービスの不足を招いています。都市部では、夜間や休日でも診療が可能な医療機関が多く、急な病気やケガに対応できる体制が整っています。また、輪番制により医師が交替で勤務することで、常に適切な医療提供体制が確保されています。しかし、地方では医師の数が限られており、こうした体制を導入するのが難しく、結果として患者が必要としているときに、十分な医療を受けられないケースが多く生じています。現状では時間外の急患受け入れ拒否や診療拒否によって、数十kmも離れた医療機関を受診せざるを得ないことなどが、下田では頻繁に起こっているのです。

「都落ち」によって目の当たりにした地方医療の現実

このように、地方の医療体制には多くの不備が存在し、それが都市部との間で大きな地域格差を生み出しています。この格差は診療所のような小規模医療機関でも顕著であり、早急な改善が求められます。医療施設の環境だけでなく、医療スタッフの質、さらには経営者の医療サービスに対する意識においても、都市部とは大きな差が見受けられます。都市部では医療サービスの質を向上させるための競争が激しく、患者のニーズに応えるための取り組みが活発に行われていますが、地方ではそのような競争意識が希薄で、結果としてサービスの質で後れをとっているのです。

こうした地方医療の厳しい現実に気づくことができたのは、私が都市部の高次医療機関で勤務した経験があり、その差を肌で感じたからです。

私は昭和大学医学部を卒業してから約14年にわたり、高次医療機関の心臓血管外科医として最先端の医療に従事してきました。卒後6年目に研修医として入職したのは、年間1500件を超える心臓・血管手術が行われる国立循環器病研究センターです。ここでの7年間は、日本の心臓血管外科のトップといわれる外科医たちの技術と知識を直接学び、心臓血管外科医としての基礎を築きました。この経験は、私のキャリアにおける大きな財産となっています。ここで、少し国立循環器病研究センターについてお話ししたいと思います。国立循環器病研究センターは1977年に開院した、厚生労働省直轄の循環器専門の研究所と病院で、国の威信をかけて作った施設です。1990年代は、東の横綱が東京女子医科大学心臓血圧研究所で、西の横綱が国立循環器病研究センターでした。両者は心臓手術件数を競っていました。

国立循環器病研究センターは日本の心臓血管外科の総本山のような病院で、土日を除く毎日、多くの心臓および血管の手術が行われ、その数は年間1500件をゆうに超えており、日本一でした。2024年現在も1位でその座はゆるぎないものです。

また、当時、北は北海道から南は沖縄まで全国から患者が集まってきていました。特に小児心臓外科で難易度が最も高い、左心低形成に行うノーウッド手術やフォンタン手術、修正大血管転位症に行うダブルスイッチ手術など、複雑心奇形に対する難易度の高い手術がたくさん行われていました。特にダブルスイッチ手術やロス手術は国立循環器病研究センターの八木原俊克先生が日本で最初に行った手術であり、ここでは普通に行っていました。1995年の研修医採用試験では8人の枠に16人も受験するという人気ぶりでした。日本初の心臓移植を行う施設として着々と準備も進められていた頃です。ただし、1例目は大阪大学病院にお株を奪われてしまいました。

私は採用試験もなんとかクリアし、1996年5月、満を持して国立循環器病研究センター心臓血管外科の門を叩きました。最初に驚いたのは、先の小児心臓血管外科手術が毎日普通に行われており、件数も飛び抜けていたことです。そして何より驚いたことは、弓部大動脈瘤《りゅう》に対する弓部大動脈置換術です。昭和大学では年に1例程度で、手術前から準備に時間をかけ、そしていざ手術になったら翌朝までかかっていました。そしてICUに帰室して数週間の気管内挿管による呼吸管理のあと、結局は患者が死んでしまうというものでしたが、国立循環器病研究センターでは5~6時間で手術は終了し、その日のうちに抜管して2週間以内には退院です。これには大きな衝撃を受けました。

当初は3年の予定でしたが、結局は7年近くまで在籍しました。自身も弓部全置換術はたくさん執刀し、最短4時間強で終了するまでの技術を身につけることができました。今現在は吹田市の岸部に移転し、わが国屈指の心臓病専門施設であり続けています。

そうした施設で十分に研鑽《けんさん》し、知識を深め、技術を習得したのですが、その後、実家で起きた経済面の事情により、心臓血管外科医としての進路が閉ざされてしまいました。私が背負った父の経営する会社の連帯保証債務は累計2億円以上にも上り、そのため経済的な条件を最優先し、伊豆・下田にある「横山クリニック」という小さな医療施設の院長として赴任することとなったのです。最先端の医療現場で邁進《まいしん》していた私は、まったく異なる環境に身をおくことで地方の医療格差を痛感することになりました。新しい環境での診療に臨もうとするなか、医療設備や人材の不足、さらには医療連携の不全といった深刻な課題が直ちに立ちふさがったのです。

２００４年に赴任した下田市の横山クリニックは、古いマンションを突貫工事で改装した施設で、古いうえにとても狭く、機能面も非常に劣っており、診察室も整っていませんでした。診察用の机には未開封の郵便物が堆《うずたか》く積み上げられており、まずは診察に集中できるよう、整理整頓から始めたのです。また、驚くべきことに、当時の横山クリニックは外来受診患者はほぼ皆無、透析患者が時折訪れる程度で、一日の受診患者がゼロの日がほとんどでした。月に訪れる外来患者数は総数で数人程度だったと思います。さらに、診療に必要なエコーやレントゲンといった最低限の検査機器は非常に古く、ほとんど使用できない状態で、患者の診察に大きな制約がありました。加えて、看護師をはじめとする医療スタッフの知識や技術レベルも、都市部の高次医療機関と比べて明らかに低く、同じ国の医療現場とは思えないほどの差がありました。このような現実に直面し、医療の地域格差がいかに深刻であるかをあらためて感じたのです。医療はすべての人々が平等に利用できるものであり、その質もまた地域によって差があってはなりません。特に緊急時の医療提供体制の整備は、すべての人が適切な医療を受けられるようにするための最重要課題です。誰もが質の高い医療サービスを平等に享受できる社会を築くことこそ、私たち医療従事者の使命だと考えています。

私には夢がありました。近い将来、具体的には10年以内に、手術や入院ができ、またＣＴやエコーなど先端の検査機器を常備した伊豆半島で一番の透析施設を作りたい。外来患者用の待合の長椅子にたくさんの患者が診察待ちをしている施設にしたい。そして、必ず下田市にある３カ所の透析施設を１つに統合したい。下田に赴任して以降、これらの夢に向かって邁進する日々がスタートしました。これらの夢を実現することが、心臓血管外科医としてトップに立つという果たせなかった夢を超える、大きなそして新たな目標となっていったのです。

2章

かかりつけ医として地域住民のヘルスリテラシー向上に貢献する

医療過疎地域にこそ、予防医療の浸透が必要

透析クリニックから、地域のかかりつけ医へ

私が下田市の小さな透析クリニックにやって来て最初に取り組んだことは、自分のクリニックを「地域の人が誰でも、気軽に受診できる医療機関にすること」です。

もともとこの地域は医療機関が少ないのですが、住民たちは高齢化し、高血圧などの生活習慣病を抱える人が少なくありません。健康について気がかりなことがあったときに、いつでも気軽に立ち寄れるクリニックがあれば、住民の皆さんも心強いはずです。また医師の立場からすれば、病気は進行すればするほど、治療の選択肢は限られてしまい、さらに予後も悪くなります。私のクリニックの専門の腎臓についていえば、腎臓病を放置して、腎臓機能が低下してしまうと、そこから治療をしても元の健康な腎臓を取り戻すことはできません。失われた腎機能を人工透析によって代替するか、腎移植をするしか選択肢はなくなってしまいます。そうなる前に少しでも早く治療を始めてほしいのです。もっといえば、深刻な病気を発症する前に生活習慣などを

見直し、高齢になっても健康で自立して過ごせる期間を少しでも延ばしてほしいと思います。そのためには、私自身が地域のかかりつけ医となり、定期的に住民を診療しつつ、継続的に健康支援をしていくのが理想です。

そこで、私は自分のクリニックの診療方針として次の3つの柱を立てました。

①「かかりつけ医機能」を強化し、多くの地域住民が安心して、気軽に通えるクリニックになること。

②従来の腎臓疾患・透析医療に加え、私のもともとの専門である心臓・循環器疾患で高い専門性を持つ医療機関になること。

③さらに、クリニックは透析施設であることから、透析および腎臓の専門医を採用し、この領域の専門性を前面に出すこと。

地域住民の命と健康を守るのが、かかりつけ医の仕事

まず、①のかかりつけ医機能の強化のために必要だったのは、診療の間口を広げる

ことです。元の横山クリニックは透析患者のための透析クリニックであり、透析以外で外来を受診する患者はほぼゼロでした。多くの住民に通ってもらうには、地域住民のニーズに応じた診療科が必要です。そこで、私自身の外科医としての臨床経験をもとにあらためて一次診療や総合診療について多くを学び直し、必要に応じて専門医や指導医を取得して、診療可能な診療科を掲げることにしたのです。その結果、標榜《ひょうぼう》診療科（その医療機関の診療の対象として掲げる診療科）は、次のようになりました。

・一般内科

風邪などの感染症から腹痛、頭痛、めまい、全身倦怠感など、あらゆる全身の症状に対する初期診断および初期治療を含めた総合診療を行います。どの診療科を受診すればいいか分からないようなときもまずは一般内科で対応します。

・循環器内科

狭心症などの虚血性心疾患、不整脈、弁膜症などの循環器疾患を診療します。冠動脈バイパスや大動脈瘤、心臓弁膜症などの手術後の通院フォローは心臓血管外科医として最も得意とするところです。ペースメーカー植え込み術やジェネレーター交換、心嚢《しんのう》液貯留に対する心嚢ドレナージなどの手術も積極的に行っています。検査においては、ワーファリンコントロールや心臓弁膜症やうっ血性心不全に対する心エコーはもちろんのこと、ホルター心電図や携帯心電計など、さまざまな循環器領域の検査を行えるようにしました。そして大動脈疾患などの検査に欠かせないCTを設置しており、検査数は年間千数百件を超えています。私のクリニックには静岡県東部地域には数基しかない最上位機種である320列マルチスライスCTを設置しており、冠動脈造影CT検査が数秒の間で可能であり、虚血性心疾患のみならず、大動脈疾患などの血管疾患の診断能力を格段に向上させています。また、週1回は、医療提携している順天堂大学医学部附属静岡病院の循環器内科医師による診療を行っており、重症の患者の転院や、安定した患者の受け入れなど、緊密な連携を可能にしています。

・腎臓内科

CKDなど、悪化すれば透析に至る可能性のある疾患の透析導入の回避と悪化予防に主眼をおいて診療しています。透析患者はもちろんのこと、ＣＫＤ患者が透析にならないように厳密な治療を行うことが極めて重要です。特に、私のクリニックではＣＫＤの外来フォローに重点をおいており、薬物治療に加えて、栄養管理と血圧管理のための食事指導や血圧の厳密なコントロールを積極的に行っています。

・呼吸器内科

特に慢性閉塞性肺疾患（ＣＯＰＤ）や間質性肺炎に対する薬物療法や在宅酸素療法、睡眠時無呼吸症候群（ＳＡＳ）の持続陽圧呼吸療法（ＣＰＡＰ）など呼吸器疾患の治療にも力を入れています。ＣＴやスパイロメーターなどの検査機器を用いて呼吸器疾患全般の診断および治療、治療効果の評価などを行い、肺がんの早期発見や専門医への紹介にも力を入れています。

・糖尿病・代謝内科

糖尿病や脂質異常症などの診断・外来治療を行う診療科です。糖尿病ではインスリン導入および血糖コントロールを行い、合併症の予防、運動療法や食事療法のアドバイスなどを継続的に行います。また、高コレステロール血症に代表される脂質異常症の治療も積極的に行っています。

・アレルギー・膠原《こうげん》病内科

関節リウマチや膠原病に対する診断、外来治療を行っています。近年関節リウマチは生物学的製剤などの治療効果の高い薬剤が登場しているため、そうした薬剤を駆使して関節破壊の予防を目標に治療を行っています。また花粉症や食物アレルギーなどのアレルギー疾患の治療も行います。

・内分泌内科

バセドウ病や甲状腺機能低下症といった甲状腺疾患、原発性アルドステロン症や褐色細胞腫などの副腎疾患など、ホルモン異常の疾患の診断および治療を行います。画像診断およびホルモン検査により、さまざまな内分泌疾患の診断、治療が可能です。

・血液内科

貧血の原因究明や白血病など血液疾患の早期発見に力を入れています。血液の疾患として貧血のほかに白血病や悪性リンパ腫、本態性血小板血症、多発性骨髄腫、血小板減少性紫斑病、抗リン脂質抗体症候群、骨髄異形成症候群などの管理にも取り組んでいます（輸血や血液製剤投与などの初期治療を中心とし、白血病などの化学療法は行っていません）。

・外科

外傷の縫合処置や皮膚および皮下の腫瘤摘出、爪の手術など、幅広く外科手術にも対応しています。また外科手術後の通院フォローにも対応しています。専門性の高い疾患は、専門施設との連携を行い、適切な治療が受けられるように対応しています。術後の創傷治癒遅延などの創《きず》の管理や熱傷、ハチ刺傷やムカデ咬傷《こうしょう》など幅広く受け入れています。

・血管外科

大動脈瘤や大動脈解離などの大動脈疾患、閉塞性動脈硬化症やバージャー病などの末梢《まっしょう》動脈疾患、さらには下肢静脈瘤、深部静脈血栓症などの静脈疾患の診断および治療を、血液疾患センターにて行っています。大きな手術は専門病院と連携し、術後のフォローに幅広く対応します。近年増加傾向にある末梢動脈疾患は早期発見・早期治療介入によって、この数年下肢切断例がみられなくなっています。また、私のクリニックでは、今では当たり前となったフットケアを行っています。

・泌尿器科

前立腺肥大症や尿路結石、膀胱《ぼうこう》炎や急性腎盂《じんう》腎炎などの尿路感染症などのほか、過活動膀胱（ＯＡＢ）、前立腺がんなどの多くの泌尿器疾患に対して、幅広く診療を行っています。私のクリニックの特徴として、男性更年期障害の検査およびホルモン補充療法を積極的に行っています。さらに、血尿や頻尿症状の原因究明も積極的に行っており、年間数件の尿路悪性腫瘍の発見を可能としています。前立腺生検や膀胱鏡など専門的検査や手術治療が必要なときには、週１回、診療に訪れている順天堂大学医学部附属静岡病院の泌尿器科専門医が対応しており、大学病院との緊密な連携を行っています。

・フットケア外来

巻き爪や陥入爪、タコやウオノメ、末梢動脈疾患の下肢壊死などに対応するフットケア外来は、20年前より看護部長がフットケア指導士として医師とともに積極的に参加しており、幅広く対応しています。

当クリニックの弱点としては内科のうち、食道や胃、大腸などの消化器疾患に対して、内視鏡検査ができないことが、一つのネックになっています。いずれは導入する予定で考えていますが、現時点では内視鏡検査が必要なときには近隣の医療機関に依頼できる体制を整えています。これにより地域住民の「かかりつけ医」として、ほとんどの症例の一次診療に対応できるようになりました。

かかりつけ医とは何か、ということは新型コロナウイルス感染症流行の際にも話題になりました。厚生労働省でもかかりつけ医について、あらためて次のように定義をしています。

「健康に関することをなんでも相談できる上、最新の医療情報を熟知して、必要な時には専門医、専門医療機関を紹介してくれる、身近で頼りになる地域医療、保健、福祉を担う総合的な能力を有する医師」（厚生労働省公式ウェブサイト）

高齢者が多い地域医療こそ、普段から住民たちの顔と名前、体調を知っているかかりつけ医が必要です。急な体調不良があっても、日頃から体調を知っていれば迅速で正確な診断ができ、早期治療につなげることができます。また高齢者と若年者では、医療に求めるものが違うことがあります。長く慢性病を患ってきた人では無理な入院治療をせずに自宅で過ごせるように痛みだけを取り除いてほしい、といった希望があることもあります。かかりつけ医は日頃から本人と会話をして、その人の人柄や家族構成、生活背景、治療経過や治療方針などを理解していますから、それぞれの希望に応じた対応を考えてくれます。

つまり高齢期に信頼のおけるかかりつけ医がいるか否かで医療の質はもちろん、QOL（Quality Of Life：生活の質、人生の質）も大きく変わります。ですから、私は地域医療を支える一医療人として、地域住民に寄り添う医療を提供しようと決意しました。

聴診器を当てられ、「初めてです」と言う患者

私自身、日頃の外来診療では、1人の診察に十分に時間をかけて丁寧に対話をする

ことを心がけています。

診察室に入ってくるときには「こんにちは、今日はどうされましたか？」と声をかけながら、患者の足取りや顔色、表情、全身状態などを観察します。そして患者本人の気になる症状や訴えにじっくり耳を傾けます。現在の症状だけでなく「前日に何か変わったことはなかったですか」などと経過について質問をしたり、新患であればそのほかに既往症や家族歴、生活習慣などを聞き取ったりします。

さらに問診をしつつ、身体診察も進めます。血圧を測定する、胸や背中に聴診器を当てて心音や呼吸音を聴く、甲状腺や頸部《けいぶ》リンパ節の腫脹《しゅちょう》などがないか触診を行う、眼球結膜や眼瞼《がんけん》結膜の色調を観察し、黄疸《おうだん》や貧血がないかを診る、頸動脈雑音の有無を聴診し、下肢を触れてむくみがないかを確認するなど、基本とされる診察をしっかりと行います。そうした診察の所見と問診で得た情報、血液検査や画像検査などの検査結果などを併せて総合的に診断をしています。

こう書くと「当たり前のこと」をしているだけのように見えるかもしれませんが、そうともいえません。都市部の病院では待ち時間ばかりが長く、医師と対面での診察はほんの数分という、いわゆる3分診療が常態化しています。大学病院や中核病院の外来では1時間に十数人も診るように決められているので、そもそも時間をかけられないのです。しかもそのわずかな診察時間も、医師は患者のほうを見ることも体に触れることもなく、ただパソコンに向かいながら患者にいくつか質問を投げて「薬を出しておきます」と告げて終わり。そんな光景が今では珍しくなくなっています。

その点、地方の医療では、一人ひとりの患者とじっくり向き合うという医療の基本に立ち返ることができます。私の場合、1人の診察に短くても10分はかけますから、1時間に診られる人数はせいぜい5~6人です。経営面だけでいえば、短時間の診察で回転を速くして多くの患者を診たほうが当然、利益は上がります。しかし、きちんと診察しようと思えばどうしても時間はかかるので、そこは医師の良心として譲れないところです。ただし下田でも、このような丁寧な診察をする医師は少なかったようで、私が患者の体に聴診器を当てていると、いかにも感激した様子で「診察でこんなことをしてもらったのは初めてです！」と言う患者が何人もいて、私のほうが驚いたものです。そのため、予約時間を1時間以上オーバーしても、時間をかけて診察することで、クレームは今までほとんどありませんでした。初診の患者には、丁寧に説明してもらって安心したと褒められることもしばしばあります。医者冥利に尽きるとはこのことだと思います。

また中高年の不調や加齢による変化に対しては、とにかく薬を出しておけばいいというものではないケースも多々あります。例えば「なかなか寝付けない」「途中で何度も目が覚めてしまう」といった睡眠障害は中高年の人に多い悩みです。そうした睡眠障害の訴えがあったときも、私は簡単に睡眠導入薬を処方することはありません。

薬に頼らずに眠れるならそのほうがいいので、不安や悩み、ストレスなどがないかを確認することもあります。心理的な要因が特になさそうなときは、規則正しい生活を送る、日中になるべく体を動かすといった生活指導を行います。十分な睡眠時間をとっていても熟睡感がなく、昼間の眠気が強いときには睡眠時無呼吸症候群、前立腺肥大症、過活動膀胱のような病気がある可能性もあります。こうしてさまざまな質問をしながら患者との対話を重ね、症状を改善するためのアドバイスや提案をしていきます。

ですから、私の診察にはどうしても時間がかかります。現在の私が担当する一般外来は、月・火・水の週3日、受付は8時45分~13時としていて、おかげさまで外来患者も増えましたが、丁寧に診察をしていると患者を待たせてしまうことも増えています。時には午前10時の予約だった人の診察開始が12時を過ぎてしまうような日もあります。待ち時間が長くなるのは本当に申し訳ないと思っていますが、それでも「長く待たされるから」とほかの医療機関に移った人はほとんどいません。反対に「ここでは話をじっくり聞いてもらえるから」と、褒めてもらえることのほうが多いくらいです。そのため待ち時間を短縮する努力をしつつ、「患者一人ひとりに向き合う」診療スタイルを20年近く続けています。

循環器・腎臓病診療の専門クリニックに

次に、クリニックの方針の②として掲げたのが、循環器疾患において専門性の高い医療機関にすることです。

地域のかかりつけ医として幅広い症状の一次診療に対応することと併せて、私の専門である循環器疾患に特化したクリニックづくりを考えました。そのためにクリニックの規模を拡大しつつ、必要な検査機器や設備を充実させていくことにしました。

例えば虚血性心疾患、大動脈瘤、大動脈解離といった心血管の病気は早期にはほとんど自覚症状がありません。そして、ある日突然心血管事故を起こし、治療開始が遅れれば命を落とすこともあります。こうした命に関わる循環器疾患を早期に発見・診断するためには、体内の血管の状態を詳しく確認できる検査機器が必要です。そこで、先にも述べましたが1億円以上に上る多額の費用をかけて導入したのが320列マルチスライスCTです。

これは瞬時に320断面（スライス）を同時に撮影でき、心臓の冠動脈をはじめとした血管の狭窄《きょうさく》・異常を鮮やかに描出することができる最新鋭のCTです。全国的にみてもクリニックで320列マルチスライスCTを置いている施設はほとんどありません。伊豆半島の二次・三次救急施設にも320列マルチスライスCTは設置しておらず、まさに循環器疾患クリニックにおける専門領域の極みといったところです。

冠動脈の状態を調べる方法としては従来、心臓カテーテル検査が最も精度が高い検査でした。しかし心臓カテーテル検査は上腕動脈、橈骨《とうこつ》動脈、大腿《だいたい》動脈での穿刺《せんし》が必要なうえに、カテーテルによる合併症のリスクがあり、入院が必要です。その点、この３２０列マルチスライスＣＴは外来でも検査ができ、検査時間もわずか5分程度と、患者の体への侵襲も少ないのが特徴です。点滴で造影剤を注入して冠動脈造影ＣＴ検査を実施することで心臓カテーテル検査に劣らない情報を取得することができます。

冠動脈造影ＣＴ検査の特徴をまとめると次のようになります。

・冠動脈造影ＣＴ検査の特徴

心臓カテーテル検査でしか分からなかった冠動脈の病変を評価することができます。また冠動脈のほかに大動脈、肺動脈の状態をみることもでき、さまざまな心疾患、心臓腫瘍、大動脈瘤、大動脈解離、肺血栓塞栓症などの診断に役立ちます。

（メリット）

・心臓カテーテル検査と比べ、安全かつ短時間で検査が可能。

・心臓の情報以外にも胸部〜上腹部の情報も得られる。

・入院の必要がなく、外来で検査が可能。

（デメリット）

・造影剤アレルギーがある人は検査ができない。

・腎機能が悪い人は検査ができない場合がある。

・冠動脈の石灰化が強い場合、診断の精度が悪くなる。

・心臓カテーテル検査と同様に、造影剤による副作用や放射線被曝《ひばく》の可能性がある。

・右手静脈に太い静脈がないと造影検査が困難となることがある。

・睡眠時無呼吸検査

睡眠時無呼吸症候群（ＳＡＳ）：Sleep Apnea Syndromeは、気道の閉塞などが原因で、睡眠中に何回も呼吸が止まる病気です。いびきや起床時の頭痛、日中の眠気や倦怠感などが主な症状です。高血圧や脳卒中などの循環器疾患や、糖尿病などの合併症を引き起こすこともあります。日中の眠気のために、注意力が散漫になって交通事故や産業事故などを引き起こす可能性もあるため、適切な検査と治療が必要です。近年、睡眠時無呼吸症候群患者数は９４０万人にも上り、心不全や高血圧の悪化の原因となるのみならず、急性大動脈解離の発症にも深く関与していることが分かってきました。私のクリニックでは、入院が必要でなく、自宅で行うことができる簡易ＰＳＧ検査（終夜睡眠ポリグラフィー検査）と、脳波や眼球運動、筋肉の活動などを同時に検査できる、より精密な、１泊２日で行う精密ＰＳＧ検査を行うことができます。当院は伊豆半島で数少ない精密ＰＳＧ検査ができる施設となっています。

循環器専門のクリニックでは冠動脈造影ＣＴが可能であると、診断能力が格段に上がります。私のクリニックでは加えて、エコー検査や血管造影検査、ホルター心電図やＰＳＧ検査を設置することで循環器疾患に特化したクリニックへと変貌したのです。

最後に③の腎臓および透析専門のクリニックであることを打ち出すためにも、専門医の取得は必須と考え、取得に向けて乗り出しました。下田に着任した当初は外科学会および心臓血管外科専門医をすでに取得していましたが、透析医療や腎臓内科の診療は知識不足であったため横山良望望洋会理事長（横山クリニック初代院長）に教えを乞いました。国立循環器病研究センターでは血管外科医としてバスキュラーアクセス作成に従事しており、透析患者や腎機能低下患者の心臓血管外科手術後の管理は多数経験していました。ＩＣＵにおける持続血液濾過《ろか》透析（ＣＨＤＦ）の経験症例も多かったという強みもあり、この領域の知識を吸収することにあまり抵抗はなく、すんなり技術や知識を得ることができました。ただ、専門性を打ち出すためには、やはり専門医の取得は避けられません。すぐに日本透析医学会と日本腎臓学会に入会し、症例と経験を重ねていきました。幸い国立循環器病研究センターと横山クリニックの症例数で専門医取得が叶い、なんとか両学会の専門医を取得することができました。当時、賀茂地域で透析および腎臓専門医は私のみで、この領域の専門性を前面に押し出すことができるようになったのです。

腎臓病診療や人工透析のための環境を整備

横山クリニックの強みである腎臓病・人工透析については、地域の診療所・クリニックまたは透析施設のない病院からの患者を受け入れて、専門的な検査・治療を行えるような専門クリニックにしようと考えました。

腎臓病の診療に関しては、人工透析（血液透析）治療のための環境を整えていきました。一般的な血液透析では、1回あたり4時間×週3回の透析を継続して行っていきます。地域の患者が安心して透析を継続できるように、さらに他医療機関の急性腎不全患者や緊急の血液浄化が必要な症例などの受け入れもできるよう、「血液浄化センター」を開設しました。

私のクリニックの血液浄化センターは開設時に、通常の血液透析（ＨＤ）用ベッドに加え、伊豆半島では初となるオンラインＨＤＦを7床導入しました。また個室透析をセンター内に1床、入院個室に2床設け、重症患者や感染症への対応も行っています。

現在では45床すべてオンラインＨＤＦとなっています。先日、オンラインＨＤＦに対応した最新のコンソールを備えたばかりです。オンラインＨＤＦはさまざまな病態に極めて有用な血液浄化法で、透析困難症の改善に大きな力を発揮します。

（オンラインＨＤＦの効果）

・透析アミロイド症の抑制

手根管症候群などの透析アミロイドの発症や進展の抑制効果が期待できます。

・貧血の改善

エリスロポエチン阻害物質の除去や赤血球寿命の延長効果によって腎性貧血の改善効果が報告されています。

・栄養状態の改善

体内で有用なアミノ酸の漏出の抑制や食欲抑制物質（レプチン）などが除去され栄養状態が改善されるとの報告もあります。

・透析中の循環動態の安定

透析中に血圧が下がりにくくなる効果も期待できます。また、普段の血圧が落ち着いてきて降圧剤を減量する効果が期待できます。

このほか近隣地域病院との連携を図り、他医療機関に入院している重症患者で腎不全を合併しており血液透析が必要な場合、またクラッシュ症候群や横紋筋融解症で血液浄化が必要な場合などにも幅広く対応しています。また腹水濾過濃縮再静注法（CART）、白血球除去療法（LCAP）、血漿《けっしょう》吸着法（PA）、二重濾過血漿交換法（DFPP）など、血液透析のみならず、さまざまな血液浄化法に対応しています。

人工透析導入や血管治療のための「バスキュラーアクセスセンター」

人工透析の導入で必要になるのが、手術設備です。慢性腎不全などで人工透析（血液透析）を導入するときには、バスキュラーアクセスと呼ばれる血液の出入り口を作る必要があります。この出入り口から血液を体の外に導き出し、ダイアライザと呼ばれる装置を通して血液をきれいにして、また体内に戻すのが血液透析のしくみです。このとき、１分間に２００mLもの血液を脱血するのですが、通常の静脈からはそれだけの量の血液を取り続けるのは困難です。そこで十分な量の血液を取り出すために、手首から肘にかけての前腕で動脈と静脈とを吻合《ふんごう》する手術がバスキュラーアクセス（内シャント）造設手術です。手術で造設してから約2～3週間経過し、状態が安定したところでようやく穿刺による血液透析が可能になります。

さらにバスキュラーアクセス造設後も、定期的なメンテナンスが不可欠です。繰り返し使用するうちにシャントが傷んで血管に狭窄や閉塞がみられ、透析治療を行えなくなることがあるからです。そこで、定期的にシャントをチェックし、異常があればカテーテルで血管を拡張したり、内シャントを別の部位に再建したりするための手術が必要になります。

そこで最新の手術設備が整った「バスキュラーアクセスセンター」を設置しました。ここでは、透析導入時の自己血管による内シャント造設（ＡＶＦ）、人工血管による内シャント造設（ＡＶＧ）、一時的あるいは長期留置カテーテル、上腕動脈表在化法などのあらゆるアクセス作成を行っています。

・内シャント（自己血管：ＡＶＦ）

主に手首近く（腕時計をする部位）で動脈と静脈を吻合して作製します。この位置には橈骨動脈と橈側皮静脈が割と近くに走行しており、その両者を吻合することができます。血管が太い人では親指のつけ根（タバチエール　解剖学的嗅ぎタバコ入れ）にシャントを作製することも可能ですが、血管が細く手首で作製できない場合は、肘近くで作製することになります。初回のＡＶＦは、穿刺までには通常２～３週間程度を要しますので、透析導入が近い方は、導入予定の前には作製しておくことが望ましいとされています。また、将来透析が必要となりそうな患者に対して先行作製することもあります。ＡＶＦの利点は、長期開存に優れていることです。なかには30年以上、再手術なしで同じシャントで透析を受けている患者もいます。また作製が比較的容易であり、感染の危険が低いことも大きな利点になります。

・内シャント（人工血管：ＡＶＧ）

静脈が細いなど、自己の血管を用いたシャントの作製が困難な場合、腕の深い位置を走行している太い静脈（主に上腕静脈）と動脈を人工血管でバイパスする方法があります。バイパスした人工血管は皮膚の浅い位置に埋め込みますので、人工血管を穿刺して透析を行うことが可能になります。これを人工血管内シャント（ＡＶＧ）と呼んでいます。ＡＶＧはＡＶＦと比べて、血栓形成の頻度が高く、開存率がＡＶＦと比較して、かなり低下します。また人工物であるため、感染のリスクが高くなります。そのため、ＡＶＦを作製できる患者では、なるべくＡＶＦを選択します。日本ではＡＶＧの患者は７％程度ですが、次第にその割合が増えています。

・上腕動脈表在化法

肘上の上腕の筋肉内を走行している上腕動脈を剥離し筋膜上の皮下に移動させ、そこに穿刺するバスキュラーアクセスです。ＡＶＦやＡＶＧではシャント血流が毛細血管による緩衝を経ず、直接心臓に還流してしまうため、心臓に大きな負荷がかかってしまいます。心機能が低下している患者の場合、このシャント血流が心負荷となって、心不全を引き起こすことがあるため、ＡＶＦが作製できても上腕動脈表在化法やカテーテル法を選択する場合があります。私の施設では、静脈が細く、シャント作製が困難な一部の患者では、上腕動脈―静脈吻合を行いシャントを作製したうえに、上腕動脈・静脈の表在化という、新しいアクセス作製法を10例ほどの方に採用しており、長期開存に貢献しています。

・カテーテル法

緊急時バスキュラーアクセス使用が困難な場合や、バスキュラーアクセス作製が困難なときには大腿《だいたい》静脈（太腿の静脈）や内頸《ないけい》静脈（首の静脈）、鎖骨下静脈にカテーテルを挿入・留置して透析を行うことがあります。カテーテルは人工血管よりも感染のリスクが高く、長くても1カ月程度しか留置できません。長期にわたってカテーテルによる透析を行うことができないため、主に緊急用、もしくはＡＶＦなどの内シャントが未発達あるいは廃絶して使用ができないときに一時的な使用目的で留置します。一方で、血管が廃絶するなどほかのアクセス法が選択できない場合には、パーマネントカテーテル（長期留置カテーテル）を使用することがあります。皮下トンネルを作成し、主に右内頸静脈にカテーテルを留置します。こちらは感染や閉塞がなければ数年間使用でき、私のクリニックでも必要な患者には積極的に行っています。

これらのほか、既存のシャント狭窄や閉塞などに対するカテーテル血管形成術（VAIVT）、血栓除去術、その組み合わせであるハイブリッド手術、シャント再建術なども常時行っています。さらにシャント瘤やシャント感染などあらゆるシャントトラブルにも24時間体制で、ほぼすべての症例をこのクリニックで対応しています。

長い付き合いになる透析患者は、家族のような存在に

透析医療では現在、約１３０人の透析患者が私のクリニックで治療を受けており、月・水・金と、火・木・土の２つのグループに分かれて通院（入院）治療を行っています。私は毎週木曜と金曜に必ず回診を行い、約１３０人すべての患者を診ています。

週1回の回診でも、やはりほかの外来と同じように一人ひとりに丁寧に向き合う診察を行っています。問診、聴診などの診察を行い、レントゲンなどの画像検査や各種の検査データを確認して、その結果や今後の治療計画などについてじっくりと話をします。

都市部の大きな透析施設では、曜日によって医師が替わる施設も少なくないようですが、透析患者にとって透析はまさに命綱です。患者の状態をきっちり把握しきれていない医師が診察することも少なくなく、患者にしてみたら、自分の命を預けている医師がコロコロと変わるようでは、不安を拭えないと思います。

私のクリニックでは一人の医師が継続して診療し、詳しい経過も熟知していますから安心して透析医療を受けることができます。私の患者のなかにも、長い人で20年以上、透析を続けている人もいます。そうなるとお互いに医師と患者というより家族的な存在になっていて、顔を合わせれば釣りやゴルフ、散歩やペットの話など日常の話をしながら、患者の状態把握に努めています。透析治療は長期戦になりますから、いつも治療の話ばかりではどうしても気分も沈みがちになります。世間話や気の置けない会話をして笑い合うのも、いい気分転換になるのではないかと考えています。

もちろん医師の私だけでなく、看護師や臨床工学技士、看護助手、管理栄養士などのスタッフもチームとなって治療を支えます。慢性腎不全の治療では、薬物療法や人工透析のほかにも、塩分やタンパク質、カリウム、リンなどの摂取制限があります。栄養指導として、患者本人やその家族に自宅で実践しやすい食事の作り方、適切な運動療法といった生活指導を続けています。これらはチーム一丸となって初めて達成できることなのです。

通院が難しくなった人は、訪問診療で治療を継続

さらに、CKDなどが進行して通院が難しくなった人には入院加療のみならず、積極的に訪問診療も行っています。これは私が下田に来て数年した頃、もともとは通院していた透析患者を対象に訪問を始めたのがきっかけで、かれこれ20年になります。

現在は、透析以外でも整形外科的疾患や脳神経疾患、または交通手段がないなどで

通院が困難になった人や、高齢者施設に入居していて通院ができない人など、訪問診療を希望する人が地域に50人あまりいます。一般の外来診療のあとの時間にそうした患者の自宅・施設を訪問し、診療しています。また、看護師による訪問看護も行っています。

定期訪問診療では、看護師が血圧、脈拍、体温などのバイタルチェックをしたあとに、私が聴診や触診などの診察をして、患者本人や家族、施設の管理者と話をします。介護保険の要介護度でいうと要介護2～5の人が中心で、足腰が悪く自力では歩けない人や認知症の人もいます。高齢になれば認知機能の低下は誰にでもある程度ありますから、暴力やひとり歩きなどの極端な問題行動がない限り、住み慣れた場所で生活を続けていけるように、本人と介護をする家族を支援しています。

また、本人や家族からの希望があれば、自宅や施設での看取《みと》りにも対応しています。常勤医である私と非常勤の医師6人で分担して、夜間のオンコールも含め24時間365日の対応を行っています。

超高齢社会でニーズが高まっている訪問診療に関しても、都市部と地方では違いがあります。都市部は若い医師も多いですし、患者もマンションや高齢者施設のような集合住宅に住んでいる割合も高いため、比較的狭いエリアで効率よく患者を訪問することができます。最近は訪問診療専門のクリニックも増えているようですが、それは人口の多い都市部だからこそ成り立つ診療形態だと思います。

地方の場合、患者が住んでいるエリアが広いですし、集合住宅も都市部ほどありませんから、1カ所ごとの移動にも時間がかかります。また地方のいわゆる開業医はだいたい医師1人体制のところが大半です。しかもその1人だけの医師も高齢化していますから、60代~80代の医師1人で、24時間365日の対応をするのは現実にはほぼ不可能です。ですから訪問診療はしていても、24時間対応や看取りは行わないという医療機関も少なくないのが現状です。

私の場合も、1週間のうち金・土の夜間は非常勤の医師に当直を依頼していますが、それ以外は夜間もすべて私1人で対応しています。緊急の場合、電話で状況を判断して救急搬送を依頼することもありますし、三次救急施設まで救急車に同乗することもあります。また、患者やその家族から要請があれば訪問もしています。私も還暦を迎えて、そろそろ体力的にきついと感じることも正直あります。物価高やガソリン代の高騰などもあり、いろいろと厳しい環境もあります。それでも「自分のクリニックを信頼してくれている患者さんに応えたい」という気持ちで訪問診療を続けています。

結局のところ、この仕事が好きでなければできないことだとも思います。患者の求めに応えるとともに、自分のクリニックをより多くの人に知ってほしいという率直な思いが、私や職員たちのモチベーションを維持することにつながっていると感じます。

医療過疎の地域こそ、予防医療が重要に

このように私は地域のかかりつけ医、そして循環器・腎臓疾患の専門クリニックになるべく、診療体制や環境を整えてきました。それと同時に進めてきたのが、地域住民に健康意識を高めてもらうための取り組みです。

下田市を含む賀茂地域は、静岡県内でも最も少子高齢化が進んだ地域の一つです。さらに静岡県のほかの地域と比べて女性の喫煙率が高く、味の濃い調理を好むためか

塩分摂取量が多く、そのうえ住民の健康診断受診率も低いというデータがあります。つまり高齢化が進んで生活習慣病のリスクが高い人が多いにもかかわらず、自分の健康に注意を払ったり、健康を考えて食事や運動習慣を見直そうとしたりする人が多くはありません。

現代に生きる私たちにとって、命を脅かす深刻な病気といえば心疾患や脳血管疾患などです。これらの病気は多くの場合、高血圧や糖尿病、脂質異常症、肥満、そしてそれらの疾患が複合したメタボリックシンドロームといった生活習慣病が背景にあります。私のクリニックの専門である循環器疾患やＣＫＤも同様で、生活習慣病によって動脈硬化が進行して発症するケースが多数を占めています。

こうした病気の発症・進行を抑えるためには、ただ医療の質を上げるだけでは不十分です。地域にどれだけ高度な医療を提供する医療機関があっても、地域住民が食事や運動に対して無頓着であれば、生活習慣病を招くこととなり、病気のリスクを下げることはできません。住民自らが生活を振り返り、健康につながるように生活を改善する、そして定期的に健康診断を受け、気になる症状や異常所見があれば早めに受診するなど、健康・医療に関する正しい情報を知り、それを活用する「ヘルスリテラシー」を身につける必要があります。

地域の住民に対して健康にまつわる情報を提供し、健康管理や健診受診率向上等に向けて啓蒙を行っていくことも、地域のかかりつけ医の役割の一つです。実際に、医療従事者や地域の保健師らが中心になり、住民に積極的に働きかけることで健康寿命を大きく延ばした自治体もあります。その一つが長野県です。

長野県は自然豊かで私も好きな土地の一つですが、県内の土地のほとんどが山地であり、病院数も多いとはいえない地域です。長野県は伝統的に保存の利く漬物や佃煮《つくだ》を多く食べる、麺類や汁物をよく摂るという食文化があり、以前は塩分摂取量が多く、脳卒中の死亡率が高いために短命県の一つとされていました。

しかし、2000年頃から医師や保健師、栄養士、地域のボランティアなどが一丸となって「信州ACE（エース）プロジェクト」を推進しました。ACEとは、Action（体を動かす）、Check（健診を受ける）、Eat（健康に食べる）の頭文字からなります。脳卒中や生活習慣病を予防するためにACEを合言葉に取り組みを続けた結果、脳卒中の死亡率が大きく低下したのです。2024年に発表された都道府県別の健康寿命では、男性が81・0歳、女性が84・9歳となり、男女ともに全国1位を記録しています（平均自立期間・平均余命　都道府県一覧〈令和4年統計情報分〉／国民健康保健中央会）。

厚生労働省発表の2020年の都道府県別平均寿命でも、長野県は男性が全国2位の82・68歳、女性が全国4位の88・23歳であり、最近の長寿県の常連になっています。ちなみに私たちのいる静岡県の平均寿命は、男性が81・59歳で全国21位、女性が87・48歳で全国31位です。全国的には中位グループという感じですが、まだまだ改善の余地があると思います。

地元のケーブルテレビ局で、健康情報を発信

私が地域住民に対する健康啓発活動として目をつけたのが、地元のケーブルテレビ

局です。2006年よりケーブルテレビで健康番組を担当し、健康にまつわる情報を発信することにしたのです。この地域のケーブルテレビ局は、地域の学校の入学式・卒業式、運動会、文化祭などから、地元の商店街のイベント、地域団体の活動、行政からのお知らせなど、地元に密着した番組を制作して放送しており、地域の人たちもよく視聴しています。

そこで私の名前とクリニックを地域の人に知ってもらおうという考えもあり、知人に紹介してもらってケーブルテレビ局に打診したところ月に1回、自分の健康情報番組を持たせてもらえることになったのです。

地元のケーブルテレビ局は、小林テレビ（KTV）と下田有線テレビ放送（SHK）の2局があり、この両方で『Dr.花房のテレビ健康教室』というタイトルの番組を持っています。放送を開始したのが2006年6月のことです。それ以来毎月欠かさず、番組を放送していますから、2024年12月時点で放送回数は200回を超えました。ちなみに、番組出演料は無償ですが、クリニックの宣伝になりますし、新参者の私の名前も覚えてもらえます。なんといっても、地域住民の方たちに少しでも健康について考えてもらうきっかけになればという思いで出演しています。

ここで取り上げた健康・医療にまつわる情報は、非常に多岐にわたります。当初こそ、心臓血管外科医として働いた経験から心臓・血管の病気、例えば心筋梗塞、大動脈瘤、不整脈といったテーマを取り上げていましたが、それだけでは話題も限られますし、視聴者の関心も偏ってしまいます。

そこで心血管疾患に偏らず、糖尿病、前立腺肥大、膀胱炎、貧血、関節リウマチ、不眠症など、住民にとって身近で関心の高い疾患の話も意識して取り上げるようになりました。この番組制作のためにあらためて勉強をすることが外来診療に役立つこともありましたし、外来で住民の皆さんと話をすることが、番組制作のテーマのヒントにもなっています。夏場の海・山のレジャーが多くなる季節には「海や山での危険な生物」や「毒の話」をその月のテーマに取り上げたこともあります。ほかにも「医学の歴史」「ノーベル医学・生理学賞の歴史」「がんの最新研究と治療」など、子どもの頃の私のように医学や生物学に純粋に興味を持ってもらえるような話題を紹介することもあります。

忙しい診療のかたわら、毎月説明用のスライドを用意して収録をするのはなかなか手間ではあるのですが、地元の人も思った以上に視聴してくれています。最近は、外来や市の検診で私のことを「テレビの先生」と呼ぶ人も増えてきて、ようやく顔と名前を覚えてもらえるようになったと手応えを感じています。自分や家族、親しい人の健康について関心を持ってもらうことがテレビ出演の一番の目的ですから、身近で分かりやすく、ためになる内容を届けられるように腐心しています。

患者が増加しているＣＫＤ

・血液を濾過し、有害物を取り除く「腎臓」

腎臓はソラマメのような形をした臓器で、大きさはにぎりこぶしくらいです。ウエストよりやや上の背中側に、左右に１つずつあります。運動をすればドキドキ脈打つ心臓、深呼吸をして動かすことができる肺、食べたものを消化する胃、そうした臓器に比べると腎臓は地味な存在で、日常生活で意識することはほとんどないと思います。

しかし腎臓は私たちが生命を維持するのに欠かせない大切な働きを担っています。腎臓の働きは主に6つ挙げられます。

①　一日に150Lもの血液を濾過し、尿素、アンモニアなどの有害な老廃物を溶解し取り除いて尿を作成する。

②　濾過した血液から体に必要な物質（水分やアミノ酸、ナトリウム、カリウム、カルシウムなど）を再吸収して体液とミネラルのバランスを整える。

③　レニン－アンジオテンシン系による血圧の調節。

④　体内のカルシウムとリンの調節を行う。

⑤　血液を中性に保つように肺と協働してpHの調節をする。

⑥　赤血球を作る際に必要なホルモンであるエリスロポエチンを産生する。

・CKDは新たな国民病

この腎臓の働きがだんだんと低下していく腎臓病のことを総称して、CKD（Chronic Kidney Disease）といいます。腎臓そのものの病気が原因になることもありますが、近年増えているのが糖尿病や高血圧などの生活習慣病が関係するタイプのＣＫＤであり、高齢化とともに患者が増加しています。厚生労働省の調査では、自覚症状のない人も含めてＣＫＤの推定患者数は約１３３０万人と推計されており、新たな国民病といわれるようになっています。

・腎機能低下がかなり進むまで、自覚症状はなし

ＣＫＤが進行すると、血液中に有害な老廃物が増えるようになります。また水分や電解質といった体液のバランスが崩れて疲労感、倦怠感、むくみ、高血圧、貧血、多尿・頻尿、吐き気といったさまざまな症状が現れるようになります。

ただし、こうした症状が現れるのは腎機能がかなり低下してからのことで、早期にはほとんど自覚症状がありません。腎臓の異常を知らずに放置していると腎機能の大半が失われて慢性腎不全、末期腎不全へと進行します。またＣＫＤがあると心疾患や脳卒中などの血管事故のリスクが高まることも知られています。

腎機能の低下に気づくためには、健康診断などでの検査値で確認するのが唯一の方

法になります。次のような検査値で異常が続く場合、腎臓の障害や腎機能低下が疑われますから、専門医を受診して精密検査を受けることが望ましいと思います。

血液検査：血清クレアチニン（男性1・1mg／dL超、女性0・8mg／dL超）

血液検査：eGFR（推算糸球体濾過量：60未満）

尿検査：尿タンパク（1＋以上）

尿検査：尿潜血（1＋以上）

画像検査：超音波検査、CTなどで尿潜血腎臓の形態に異常を認めるとき

これらのいずれかがみられるときには腎障害が存在する可能性があります。そしてeGFRが60mL／分／1・73㎡未満、あるいは尿中タンパク質陽性が3カ月以上持続する場合CKDと診断されます。

・進行度に応じて薬物療法や食事療法・血圧のコントロールを行う

CKDと診断されると、進行度に応じた治療を行っていきます。GFRを目安にG1、G2、G3a、G3b、G4、G5の6つに分類されます。

ＣＫＤの初期（Ｇ１～Ｇ２）は、腎機能をそれ以上悪化させないために食事の見直しや運動、禁煙、体重コントロールといった生活の見直しからスタートします。高血圧や糖尿病などの基礎疾患があるときはその治療も行います。Ｇ３ａになると食事療法がより厳格になり、貧血などの症状の治療も始まります。

ＣＫＤがやや進行したＧ３ｂになると、残念ながら腎機能の回復は望めなくなります。腎不全に至る時期を遅らせることが治療目的になります。さらに進行して慢性腎不全（Ｇ４）、末期腎不全（Ｇ５）になると人工透析や腎移植も選択肢になってきます。

一般にＣＫＤの治療は長期にわたりますし、難治性の疾患です。主治医とよく相談して治療を継続することが重要です。

・ＣＫＤの予防のヒント

ＣＫＤを予防するためには、日頃から定期的に健康診断を受け、腎臓に異常がないかどうかチェックしてほしいと思います。またＣＫＤのリスク要因としては肥満、メタボリックシンドローム、高血圧、糖尿病などの生活習慣病、喫煙、過度の飲酒、運動不足、睡眠不足、偏った食生活なども挙げられます。日頃の生活のなかで、こうした要因を少しずつ減らせるように、生活習慣を見直す必要があります。まずは、禁煙や減量などできることから取り組んでほしいと思います。

日本人が要介護になる大きな要因「脳卒中」

・年齢が上がるほどリスクも増える「脳卒中」

皆さんは「平均寿命」と「健康寿命」の違いをご存じでしょうか。

平均寿命とは簡単にいえば日本人が亡くなるときの平均年齢です。これに対して健康寿命とは、介護を受けずに自立して過ごせる期間を指します。つまり平均寿命と健康寿命の差は、介護を受けながら過ごす期間になります。日本人の場合、平均寿命と健康寿命の差が男性で約9年、女性では約12年もあるといわれています。長い人生をいつまでも元気に過ごすためには、この平均寿命と健康寿命の差を極力小さくしていく必要があります。ここでは、日本人が要介護になる大きな要因の一つである「脳卒中」について解説したいと思います。

脳卒中とは、脳の血管が傷ついて脳機能が失われる疾患の総称です。

脳卒中は、脳の血管が閉塞する「脳梗塞」と、脳の血管が破れて出血する「脳出血」、「くも膜下出血」の3種類に分けられます。厚生労働省の「患者調査」（２０２０年）によると、脳卒中の患者数は１７４・2万人（男性94・1万人、女性80・1万人）です。年齢別では、40～50代以降、年齢が上がるほど患者が多くなる傾向があり、男性で70代（36・5万人）、女性では80歳以上（36・1万人）の発症が最も多くなっています。

・「おかしい」と思ったら、すぐに専門医を受診

脳卒中は、ある日突然に起こります。脳の血管の病変の場所と広がりによって症状や重症度は変わりますが、典型的な症状としては次の5つが挙げられます。

① 半身麻痺（体の片側の手足や顔の半分に麻痺・しびれが起こる）
② 言語の障害（ろれつが回らない、言葉が出ない、人のいうことが理解できない）
③ バランス感覚の失調（立てない、歩けない、ふらふらする、姿勢を保てない）

④ 視覚の異常（片方の目が見えない、物が二つに見える、視野の半分が欠ける）

⑤ 頭痛（経験したことのない激しい頭痛がする）

これらの症状のうち１つだけという場合もありますし、時間とともに症状が強くなることもしばしばあります。また重症の場合は意識がなくなることもあります。脳の血管が詰まるなどして脳の血流が途絶えるとその先の脳細胞が死んでしまい、重い後遺症につながったり、死に至ったりすることもあります。症状に気づいたら一刻も早く治療を開始することが最も重要です。

私がかつて勤務していた国立循環器病研究センターでは、脳卒中の兆候をより簡潔にした「ＦＡＳＴ」という標語を作っています。Ｆａｃｅ（顔の麻痺：顔の片方が下がる、ゆがみがある）、Ａｒｍ（腕の麻痺：片方に力が入らない）、Ｓｐｅｅｃｈ（言葉の障害：言葉が出てこない、ろれつが回らない）という３つの兆候のどれか１つでもあったら、Ｔｉｍｅ（発症時間）を確認し、すぐに１１９番をするようにと啓蒙しています。

・手術による治療とリハビリテーション

脳の血管が閉塞する脳梗塞の場合、発症後4～5時間以内であれば薬によって血栓を溶かすt‐PA静注療法が適応になります。また脳の太い血管が閉塞しているときは、カテーテルで血管の閉塞を解除する血管内治療が行われることもあります。どちらも血管の閉塞を解除して脳の血流を再開させる治療です。

脳出血の場合は、まずは降圧薬で血圧を下げる降圧療法が行われます。出血が多く重症の場合には、部位によっては開頭血腫除去術などの脳外科手術が選択されることもあります。くも膜下出血では、破れた脳動脈瘤をクリップで止め、血腫を除去するなどして出血が拡大しないように処置をします。さらに脳内に流出した血液によってほかの脳血管が障害を起こさないように厳密な管理を行います。

こうした急性期の治療ののち、後遺症として半身麻痺や言語障害、認知機能障害などが残ったときには、機能回復・生活復帰のためのリハビリテーションを行っていきます。

・血圧を下げることが、最大の脳卒中予防

脳卒中の最大のリスクは、加齢と高血圧です。血圧が高いほど、脳卒中の発症率も高まります。減塩に努める、よく体を動かす、禁煙する、多量の飲酒を控える、降圧薬を使用するなど、130／80㎜Hg未満を目標に血圧をコントロールすることが必要です。さらに肥満、メタボリックシンドローム、糖尿病、脂質異常症なども動脈硬化を進行させますから治療や生活改善に取り組んでいくことが大事です。高齢世代では、脱水にも注意が必要です。高齢者は体内に保持できる水分量が少ないため脱水になりやすく、脱水が進むと血液がドロドロになって血栓ができやすくなります。のどの渇きを覚える前にこまめに水分をとる必要があります。ただし、うっ血性心不全やむくみが強い人、前立腺肥大症で夜間頻尿がみられる人は、水分の摂りすぎで症状が悪化することがありますので、必ず主治医に多めの飲水の可否について、確認する必要があります。また不整脈（心房細動）があると、心房内でできた血栓が血流に乗って脳に流れ、脳の大きな血管を閉塞させて重い脳梗塞を起こすことがあります（心原性脳塞栓症）。心房細動がある場合、血液を固まりにくくする抗凝固薬であるワルファリ

ンや最近では新しい抗凝固薬であるDOACを服用して脳梗塞を予防します。特にリスクが高い人では、血栓を誘発する心房の壁のくぼみ（左心耳）を閉鎖する手術を行うこともあります。

閉塞性動脈硬化症と、糖尿病のフットケア

・足の血管が閉塞して起こる「閉塞性動脈硬化症」

動脈硬化による病気というと心疾患や脳卒中が最初に名前が挙がりますが、手足の血管が傷んで起こる病気もあることをご存じでしょうか。それが閉塞性動脈硬化症または末梢動脈疾患です。例えば、長く歩いていると足がしびれて痛み、少し休むと回復するという症状（間欠性跛行《はこう》）がある人は閉塞性動脈硬化症の可能性があります。「加齢で体力が落ちた」「年だからしかたがない」で済ますのでなく、受診して検査を受けることをおすすめします。

閉塞性動脈硬化症は、主に下肢の末梢の動脈が動脈硬化によって狭くなったり閉塞

したりすることで、しびれや痛みなどの症状が出てくる病気です。血管が完全に閉塞して血流が途絶えると、足などの壊死に至ることもあるので注意が必要です。症状は次の４段階に分けられます。

Ⅰ度：無症状
Ⅱ度：間欠性跛行（一定距離を歩くとふくらはぎが締め付けられるように痛んで歩けなくなる。休憩すると痛みがなくなり、また歩けるようになる。症状が進むと一度に歩ける距離がだんだん短くなる）
Ⅲ度：安静時痛（安静にしていても足が痛むようになる）
Ⅳ度：潰瘍・壊死（皮膚や筋肉への血流が途絶え、小さな傷などをきっかけに組織が潰瘍・壊死を起こす）

・生活改善や薬物療法などで治療

Ⅱ度までの段階であれば、高血圧・糖尿病・脂質異常症などの動脈硬化を悪化させる疾患の治療をしながら、禁煙や生活改善、運動療法を行っていきます。ウォーキングなどの運動は末梢の細い血管の血流を促進するので、血管を丈夫にして症状の改善や進行予防に役立ちます。必要に応じて、血栓を予防するための抗血小板薬や抗凝固薬を使用することもあります。Ⅲ度以上では、血行再建術を検討することになります。狭窄や閉塞病変のある血管をカテーテルで拡張する方法のほか、人工血管や自己の静脈を使用して新しい血液の通り道を作るバイパス手術が行われることもあります。ただし組織の潰瘍・壊死が進んでいる場合は、足を切断せざるを得ない場合もあります。

・日頃からフットケアを習慣に

閉塞性動脈硬化症がある人は、小さな傷がきっかけで足などの潰瘍・壊死が進むリスクが高く、特に糖尿病やＣＫＤを合併している患者では注意が必要です。また、喫煙者も、同じようにちょっとしたケガから足の潰瘍・壊死に至ることがあります。こうした疾患のある人は日頃から足を保護し、丁寧にケアをする必要があります。

まずは足の冷感がないか、次に動脈の拍動、特に足背動脈や膝窩《しっか》動脈の拍動のチェックは不可欠です。それに加えて足全体をよく観察することが大事です。

ケアとして、基本は足を保護するために一年を通じて靴下をはき、靴も足に合った締め付けの少ないもの、靴擦れを起こさないものを選びます。

冷えは手足の血流を悪くするので、靴下やひざかけ、電気毛布などで保温をします。寒い季節にカイロや湯たんぽを直接、肌に当て続けていると低温やけどのリスクがあります。低温やけどは皮膚の深いところまでダメージが及び、潰瘍の原因になりますから、カイロなどを使用するときは靴下や衣類の上から使い、長時間使用を続けないようにします。また、神経障害があると、温度感覚がなくなって、やけどのリスクが高くなるので、必ず温度の確認も必要です。

また水虫などの皮膚病にも注意し、爪を切るときは切りすぎないようにします。巻き爪やタコがあって皮膚を傷つけている場合、形成外科や専門の医療機関で治療を受けると安心です。ちなみに私のクリニックでも専門外来として「フットケア外来」を開設しています。専門的な知識と技術を持った看護部長がフットケア指導士の資格を有しており、陥入爪、巻き爪、ウオノメ、タコなどの治療・ケアを行っています。

年1回の「健康診断」で住民たちとコミュニケーション

『Dr．花房のテレビ健康教室』での発信に続いて、私が力を注いでいるのが地域住民の健康診断です。

ＣＫＤや脳卒中などは、ある程度、臓器や血管の障害が進行していても早期には自覚症状がありません。そして、ある日突然に血管事故を起こした、気がついたら腎不全のような重篤な状態に陥っていた——ということになります。この段階になってからでは後悔してもしきれないものです。

こうした病気の背景には多くの場合、高血圧、糖尿病、脂質異常症、肥満、メタボリックシンドロームなどの生活習慣病があります。血圧や血糖値、腎機能、肝機能、胸部エックス線、心電図といった検査で定期的にチェックし、異常がみられたときは早めに治療や生活改善をスタートすることが深刻な病気の予防・進行抑制につながります。特に下田市は、三次救急の順天堂大学医学部附属静岡病院まで救急車で約1時間半もかかってしまいます。地理的にも不利な地域だからこそ、日頃から住民自身が健康に留意し、かかりつけ医とともに健康管理をしていく予防医療が重要になります。

とはいえ、仕事が忙しい人などは、健診を受診しようという意欲に乏しい人も決して少なくありません。「本当に具合が悪くなったら診療所・病院に行けばいい。検査を受けている時間がない」と思ってしまうと思います。私自身、20～30歳代には自分自身の健康などまったく顧みず、仕事三昧でした。おまけに若い頃から鍛錬をしていて体力だけは絶対の自信があったので、なにかと無茶をしてケガが絶えませんでした。医師であるにもかかわらず、お世辞にも健康意識が高かったとはいえないと思います。

さすがに50歳を過ぎて年を重ねるにつれ、若い頃からの無茶の代償が大きくなってきたと気づいていますので、自重するようにはなりましたが、今も仕事に追われる日々で、食事時間もいまだ毎日不規則です。おいしいものを食べることも大好きですし、業務のストレスでいくらか体重が減った今も、まだまだスリムとはいえません。

こんな私ですから、住民に杓子《しゃくし》定規の健康指導をしても説得力がないかもしれませんが、世間話をしながら、「血圧が高くなってきたから塩分に気をつけて、体を動かすようにしましょう」と言えば、比較的素直に聞いてくれる人も多いのが、地方の住民の温かさです。定期的な健康診断が住民との大切なコミュニケーションになっていると感じます。

産業医として、働く人の定期健康診断にも対応

現在、私が行っている住民が対象の健康診断は、大きく次の3種類あります。

① 自治体などが住民を対象に行う特定健康診査（特定健診）
② 会社員・共済組合員などが対象の、労働者のための定期健康診断
③ 希望者が自費で受ける人間ドック

1つ目は、自治体や健康保険組合などが行う特定健康診査（特定健診）です。国民健康保険に加入している40～74歳の住民が対象で、メタボリックシンドロームに該当するか・しないかを判定するので通称、メタボ健診ともいわれます。下田市では、各

地の地域センターなどを会場に、医師会の医師たちが持ち回りで特定健康診査を行っています。私もそのメンバーの一人として年に4、5回の特定健康診査に従事しています。

特定健康診査の主な検査項目は、血圧測定、血液検査、視力聴力検査のほかに胸部レントゲン検査、胃部レントゲン検査（バリウム検査）などを実施する場合もあります。

私は循環器の専門医なので、毎年、賀茂地域での健康診査で行ったすべての心電図の読影を任されており、その数、年間約2000人分に上ります。

特定健康診査の結果、腹囲が男性で85cm以上、女性で90cm以上であることに加え、血圧（130／85mmHg以上）、血糖値（空腹時血糖110mg／dL以上）、脂質（中性脂肪150mg／dL以上またはHDLコレステロール40mg／dL未満）の3つのうち、2つ以上で異常があればメタボリックシンドロームと判定されます。その場合は、「特定保健指導」といって医師や看護師、保健師、管理栄養士といった専門家が、その人に合った食事のしかたや運動方法などのセルフケア（自己管理）法を指導・サポートしてくれます。

【働く人のための定期健康診断（企業健診）】

そして健康診断の２つ目が、企業などで働く人を対象とした定期健康診断です。企業などが加入する健康保険組合によっても名称が違いますが、「一般健康診断」「生活習慣病予防健診」「企業健診」などと呼ばれていることもあります。

残念ながら予算がないなどによって会社での企業健診を行っていない、法令に抵触している企業もあるようです。社員は大切な人的資源ですから、その健康を維持することは、企業の大きな責任です。私もこの地域の健康管理を担っていくという使命があります。

私は事業所の労働者の安全衛生を守る専門医である「産業医」と、厚生労働大臣が認めた労働安全・労働衛生のスペシャリストとして、労働者の安全衛生水準の向上のため、事業所の診断・指導を行う国家資格である労働衛生コンサルタントの資格を保有しています。また、伊豆産業医学・労働衛生コンサルタント事務所を院内に開設しています。

産業医は日本医師会が認定するもので、計50時間の講習を受講する必要があります。

私も下田に赴任して1年後に全50時間の講習を受け、産業医資格を取得しました。そしてこのときに初めて労働衛生コンサルタントという資格の存在を知ったのです。

ここで、少し労働衛生コンサルタントの資格取得について述べたいと思います。当該資格は筆記試験と口述試験があり、この分野では最難関といわれています。医師の場合、毎年7月頃日本医師会が開催する産業医学講習会を3日間受講すると筆記試験が免除されます。私は最初の受験時には、それを知らずに筆記試験から受験し、筆記試験合格後の口述試験で見事に玉砕したことが強く印象に残っています。とにかく質問にまったく答えることができませんでした。産業医の延長としてこの資格を取得しようとする医師が多いようですが、試験官からは、産業医には特に厳しい口頭試問をたくさん浴びせられます。そのためなかなか合格できないようで、私も計4回受験し、なんとか資格を取得することができました。関係法規や統計など質問される内容は非常に広範に及びます。特に口述試験では産業医と労働衛生コンサルタントの違いについて必ず聞かれます。職域がライン内か外か、産業医は主に労働者の健康管理を担当し、労働衛生コンサルタントは労働環境の改善やリスク管理を中心に担当するなどいろいろありますが、産業医には勧告ができるという特権が与えられているという違いを述べることができないと、まずふるい落とされてしまいます。また、自らの産業医活動の内容について必ず聞かれます。特に有機溶剤や特定化学物質、アスベスト関連についての産業医歴があると、通りやすいようです。4回目の口述試験は、質問に対してほとんどパーフェクトに答えることができ、合格を確信したものです。発表時に受験番号を発見したときは、本当に嬉しかったことが今でも昨日のように思い出されます。ただ、苦労して資格を取得した割には、下田のような地方では、この資格を活かせる活躍の場がないことが残念でなりません。

話を戻しますが、実は、都市部と比べて伊豆半島には労働衛生に関わる相談ができるコンサルタントが極めて少なく、労働安全衛生法に基づいて労働環境の診断ができる事務所はほぼ皆無という状態です。事業所における職場環境や業務内容の安全性の担保、そして社員または職員の安全を守り、健康を維持するためには産業医による指導や支援が重要になります。

現在、労働安全衛生法によって50人以上の職員を有する事業所では産業医をおくことが義務づけられています。この地域では50人以上を有する事業所が非常に少ないため、産業医の需要が小さいことも相まって、その活動は活発とはいえませんが、私自身産業医として、50人未満の職場でも積極的に産業医活動を行っています。その一環として、契約している企業や健康保険組合、共済組合に所属する労働者を対象に、私のクリニックで定期健康診断を実施しています。

検査内容は特定健康診査と共通のものも多いですが、基本の一般健診に加えて、年齢や受診者の希望に応じて付加健診、がん検診が加わることもあります（私のクリニックは婦人科検診には対応していないため、希望があるときは提携医療機関で検査を受けてもらっています）。また、有機溶剤業務に常時従事する労働者を対象とした有機溶剤健康診断や、粉塵《ふんじん》作業に従事または従事していた労働者に対して、じん肺健康診断などの特殊健康診断も積極的に行っています。

定期健康診断でなんらかの異常がみられた場合、特定健診と同じように医療職による「特定保健指導」が受けられます。経過観察や精密検査、治療が必要な場合は、私のクリニックまたは提携の医療機関で必要な対応を行っていきます。

特定健診や職場の定期健康診断は、同じ医療機関で毎年受けるようにするのが理想です。毎年の健診データが蓄積されていくことで、ちょっとした数値の変化から異常を早期発見できる確率が上がるからです。健診では、検査値が基準値以内かどうかで一喜一憂する人も少なくありませんが、基準値というのは、健康な受診者の検査値の上端2・5％と下端2・5％を除いた、95％の人が入る範囲をいいます。だいたいこの範囲にあてはまる人は健康である確率が高いというだけで、基準値内であれば100％健康ということではありません。

例えば、いつも基準値を超える数値があっても、それが若い頃から変わっていないのであれば、それがその人の体質であって慌てて治療をしなくてもよい場合も多いのです。反対に、検査の数値自体は基準値内でも、急激に数値が変わっているときは何かしらの異常のサインということもあります。その点、毎年同じ医療機関で健診を受けていれば「去年もこんな感じだったから、今年も経過観察でいいですね」「この検査項目が大きく変わっているから、気をつけたほうがいいです」とその人に応じた診断・アドバイスができます。

つまり健診はそのときの健康状態を知るとともに、毎年の数値の変化をみることで病気の予防、健康増進につなげていくものです。それぞれの地域でできれば受診先を決めて、毎年の健診を忘れずに受診してほしいと思います。

精度の高い検査を行える人間ドックを開設

私のクリニックで行っている予防医療の取り組みの3つ目が、人間ドックや各種の専門検査です。

特定健康診査や職場の定期健康診断は、不特定多数の人を対象としたスクリーニング検査です。スクリーニングとは「ふるいにかける」という意味です。特定健診や定期健康診断は、健康で深刻な症状がない人の集団から、簡便な検査で生活習慣病などのリスクが高い人を抽出することを目的としています。ですから、メタボリックシンドロームに該当すれば「動脈硬化が起きているかもしれない」ということは分かりますが、実際に血管がどのような状態なのかを確認することはできません。また、前立腺がんなど検査の対象になっていない病気の有無も分かりません。

そこで、私のクリニックでは320列マルチスライスCTなどの最新検査機器を用いて、より精度の高い「一般人間ドック」、そして専門性の高い検査として「心・脳・肺ドック」「心臓・血管ドック」「腎臓・泌尿器ドック」などを提供しています。がん検診も含めて全身の健康チェックを受けたい、すでに生活習慣病があって心血管病や合併症のリスクを知りたい、気になる症状があって精密な検査を受けたいというときは、このようなドックや専門検査を受けるといいと思います。私の場合、糖尿病やCKDのある人にもこうした検査をすすめています（人間ドックの費用は保険がきかず、全額が自己負担になります）。

【希望する人が対象の人間ドック】

一般的な人間ドックに加えて、私のクリニックの専門分野である心臓や脳血管、肺、腎臓や泌尿器に特化したさまざまなドックを行っています。胃および大腸内視鏡がないことがネックですが、将来的には導入も考慮しています。大腸は便検査でほぼ代用できますが、胃内視鏡や胃透視検査はやはり必須だと思います。現在は近医との連携で行うこともあります。また、近い将来、下田の観光都市の強みを活かして、旅館やホテルとコラボして宿泊プランに人間ドックを含めたパックが企画進行中です。そうすることで疲弊した地方都市の経済活性化に少しは役立つと思いますし、その先にはインバウンドの顧客取り込みも視野に入れています。

賀茂地域の住民の健康支援「かもけん！」にも参加

予防医療の取り組みとして、賀茂地域の住民を対象とした健康支援プロジェクト「かもけん！」というものがあります。「かもけん！」とは、静岡多目的コホート事業の一環のプロジェクト事業の愛称です。静岡社会健康医学大学院大学を中心に賀茂地域1市5町の各市町、医師会、歯科医師会、薬剤師会、保健所、地域の医療機関、静岡県内の大学などが協働して、県内の複数の地域を対象に2万人規模の地域住民コホートの構築を進めていく計画です。その第一歩として賀茂地域が対象の「かもけん！」

がスタートしました。これは1961年より60年にわたって九州大学が行っている日本のコホート研究で有名な久山町研究を参考にしています。久山町研究は日本人の脳卒中の実態解明を目的に始まり、その最大の危険因子が高血圧であることを突き止めました。

具体的には5年ごとに住民に対して充実した健診を行い、そのデータを住民の健康支援に活かすとともに研究データとしても活用し、超高齢社会の新たな健康課題の発見やその対策法の開発に活かそうというものです。

この研究は2021年にスタートし、初回の健診は、2022年の秋から2023年春にかけて行われました。下田市では市庁舎を会場として健診および結果説明会を実施しました。今後も10年、20年と時間をかけて長期的なデータの収集と研究が行われていく予定です。ちなみに賀茂地域が研究対象地域として最初に選ばれたのは、県内でも特に高齢化率が高く、健康リスクを抱える人の割合が高いことが理由です。

私自身も、この「かもけん！」に賀茂医師会の一員として参加しています。医師会メンバーのなかで持ち回りで調査年の健診を担当するほか、市民講座などで「腎臓病の予防」といったテーマで話をして啓発を行うこともあります。

また、糖尿病等重症化予防対策事業として透析への移行に歯止めをかけるため、糖尿病に合併した早期ＣＫＤの段階から、重症化を予防しようという取り組みに、賀茂地域1市5町で一丸となって取り組んでおり、私もそのメンバーに選ばれています。これまで、私が関わったなかでの成果の一例としては、賀茂地域の薬剤師会と連携して、ＣＫＤの人が「お薬手帳」に貼るための腎機能の段階に合わせたＣＫＤシールを作成しました。腎臓機能が低下した人は黄色、さらに低下した人は赤いシールを貼ることで、複数の医療機関を受診する人でも腎臓機能に合わせて薬の選択ができるようにしたものです。さらに、このＣＫＤシールをＣＫＤの人の治療継続や健康管理に役立ててもらうためにパンフレットを作成し、地域の医療機関や薬局・薬店に掲示してもらっています。

また、そのほかにも、静岡社会健康医学大学院大学が健診結果を基に「かもけん！体操」を開発しています。高齢期に特に衰えがちな、次の２つの機能を強化する体操になっています。

①　バランス機能の維持・改善（転倒防止・日常生活機能の維持）
②　サルコペニア予防（筋力の維持・増強）

同大学のホームページにも動画が掲載されています。もちろん賀茂地域だけでなく、高齢化が進んだ地域ではどこでも活用してもらえる内容になっていますから、各地の市民講座や健康づくり教室などで活用してもらいたいと思います。

定期的な健康診断そのものも重要ですが、健診や健康づくり教室などで住民同士や地域の医師、看護師、薬剤師、保健師などが顔を合わせてコミュニケーションをとり、信頼関係を築いておくことも大切です。日頃の地域のつながりが、急病や自然災害といった、いざというときに住民の命を守ることにつながっていくからです。

3章

独自の養成プログラムにより、医療従事者を地域に定着させる

医療の質を向上させるために、都市部からの人材確保は急務

医師偏在対策にも力を注ぐ国の「骨太方針」

医師や看護師などの医療人材の偏在の問題が起きています。国や行政が偏在解消のために行っていることを再確認するとともに、私たちが日々の臨床現場でコツコツと取り組んできたことを紹介します。

【医師確保のための具体的な施策例】

①　地域の大学医学部と連携した「地域枠」の設定

②　地域医療対策協議会・地域医療支援センターの連携

・地域医療対策協議会は、医師確保対策の方針（医師養成、医師の派遣要請等）について協議する。

・地域医療支援センターは、地域医療対策協議会の協議結果に基づき、医師確保対策の事務（医師派遣事務、派遣される医師のキャリア支援・負担軽減等）を実施する。

③ キャリア形成プログラム（地域枠医師等）
・「医師不足地域の医師確保」と「派遣される医師の能力開発・向上」の両立を目的としたプログラムを作成・実行する。

④ 認定医制度の活用
・医師少数区域等に一定期間勤務した医師を厚生労働大臣が認定する制度を活用し、医師不足地域の医師を確保する。

都道府県はこうした①～④のような対策を各自治体の実情に応じて組み合わせ、実践していくことが求められています。なお④の地域医療の認定医制度について少し補足します。これは厚生労働省が医師不足とみなした地域の医療機関で6カ月以上勤務した場合、地域医療に貢献した医師として認定される制度です。そしてその認定がなければ地域医療支援病院（地域の中核病院など）の院長職に就けないしくみになっています。各地域の中核病院は、その地域の中小の診療所と連携して住民の診療にあたる責務があるため、地域医療の経験がある人を院長におくことで、私たちのような地域のクリニックと地域の中核病院との連携強化を図る目的があります。現在は地域医療支援病院として届け出をしているのは全国で約700施設ですが、今後はこの対象を国公立や公的な医療機関、200床以上の総合病院など（1500〜1800施設）へと広げていく予定ということです（日本経済新聞2024年6月24日）。

◆医師養成課程における取り組み

次に医師養成課程における取り組みです。これは大学医学部の定員、そして医療機関における臨床研修・専門研修の受け入れ定員や上限等を設けることで医師偏在を是正しようという取り組みです。具体的な内容は、次のようなことが挙げられています。

［大学医学部］

○中長期的な観点から、医師の需要・供給推計に基づき、全国の医師養成数を検討。

○地域枠（特定の地域や診療科で診療を行うことを条件とした選抜枠）の医学部における活用方針を検討。

［臨床研修］

○全国の研修志望者に対する募集定員の倍率を縮小するとともに、都道府県別に臨床研修医の採用枠の上限を設定。
○その際、都市部や複数医学部を有する地域について、上限数を圧縮するとともに、医師少数地域に配慮した定員設定を行い、地域偏在を是正。

［専門研修］
○日本専門医機構において、将来の必要医師数の推計を踏まえた都道府県別・診療科別の専攻医の採用上限数（シーリング）を設定することで、地域・診療科偏在を是正（産科・小児科等の特に確保が必要な診療科や、地域枠医師等についてはシーリング対象外）。

ちなみに、最後に挙げられている専攻医というのは、臨床研修後の専門研修を受けている医師のことです。専攻医のシーリング制度は、２０２０年採用分から実施されています。導入から3年になる２０２３年の厚生労働省の調査では、都道府県別の効果としては、医師多数の大都市圏の医師数が減少し、その周辺県で専攻医が増加している例を認めるが、必ずしもすべての医師少数県において全国平均以上の専攻医数の増加には至っていないことが挙げられています。また診療科別の効果では、シーリング対象外の診療科での増加を認めるが、外科および病理は全国平均以上の専攻医数の増加には至っていない、との報告がされています。

この制度によって大都市圏からその周辺へと医師が流れたものの、地方、特に医療過疎地域にまでは医師の供給が行き渡っていないという状況です。私のクリニックがあるような地域に医師を呼び込むためには、さらなる工夫と努力が必要です。

◆「医師の働き方改革」からの視点

そして医師の働き方改革の視点では、厚生労働省の同資料には、次のように記述されています。

地域の医療を支えている勤務医が、安心して働き続けられる環境を整備することが重要であることから、都道府県・医療勤務環境改善支援センター等による医療機関への支援を通じて、適切な労務管理や労働時間短縮などの医師の働き方改革を推進して

います。具体的には、

○地域医療の確保のためにやむを得ず長時間労働を行う医師について、医療機関における医師の労働時間短縮計画の作成や健康確保措置等を通じて、労働時間短縮及び健康確保を推進。

○出産・育児・介護などのライフイベントを経験する医師が、仕事と家庭を両立できるよう勤務環境の改善を推進。

医師少数地域は、少ない医師で多くの地域住民を診ることになります。十分な交替要員もいないために長時間労働になり、休みが十分にとれない状況もまれではありません。医師を新たに確保するうえで、こうした不利な労働条件を改善しようという意図はよく理解できます。しかし、地方の現実としては医師や看護師が決まった時間しか稼働しないようになれば、すぐに医療が破綻しかねません。私のクリニックでいえば入院施設もありますし、透析患者の血管トラブルといった緊急の事態にも、24時間体制で対応しています。文字どおりの「働き方改革」を進め、「定時で医師が帰ったあとは、患者の命に何かあっても知りません」というわけにはいかないのです。結果、院長や責任ある医療職の人たちが早く帰った職員の分まで働くことになります。

「働き方改革」は医師、特に地域医療に従事する医師にはなじまないという現実があります。ちなみに私のある1週間の業務について簡単に紹介します。まずは、外来業務、透析患者の画像や血液検査などのチェックと透析患者の回診、VAIVTやシャントなどの手術、腹腔穿刺《ふくくうせんし》や中心静脈カテーテル挿入などの処置、訪問診療、市町の健診業務、市町の健診の心電図読影、医師会の依頼業務、診療情報提供書や主治医意見書などの書類作成、健康番組の収録、夜間入院患者の急変時の対応など枚挙に暇《いとま》がありません。一人医師で、私のクリニックではどうしても限界があり、働き方改革を実行することは机上の空論にすぎません。そもそも働き方改革を策定したお役人たちが、これらを遵守できていませんから、なんの説得力もありません。

こうした国の示す医師確保計画や施策の方針は、それ自体は否定するものではないですし、そのように改善していければ理想だと思います。しかし、実際には「絵に描いた餅」と思える部分も多く、現場にはまだまだ課題が山積していると感じます。

医師少数県・静岡県の医師確保計画とは

わが静岡県が策定した医師確保計画について、静岡県のホームページにも「静岡県医師確保計画」が掲載されています。

静岡県の計画のポイントを私なりに解釈しました。静岡県は全国のなかでは医師少数県にあたります。医師偏在の状況については、賀茂、富士、中東遠の3地域が医師少数区域に指定されています。さらに静岡県は二次医療圏のなかでも、医療機関へのアクセスが悪い地域が多く医師偏在があります。そのため、伊東市、伊豆市、三島市、裾野市などの11地域を医師少数スポットに設定し、医師確保を強化する方針を打ち出しています。最新（2024年3月策定）の県の医師確保計画では、2026年度までの各地域の医師確保の目標数が設定されており、私たちのいる賀茂地域でいえば、2020年時点で98人という医師数を、2026年度までに107人まで増やす計画になっています。

具体的な医師確保の主な方法としては、次のようなものがあります（情報はすべて２０２４年７月現在）。

① 医学修学研修資金制度

これは２００７年から行われている県内外の医学生を対象とした貸与型の奨学金です。月額20万円（最長６年間）の奨学金（修学研修資金）を貸与し、臨床研修終了後に県の指定した医療機関で一定期間勤務をすれば、返還が免除される制度です。近年は毎年１２０人ほどに貸与を実施していますが、現状は必ずしも医師の県内定着につながっていない面もあり、次の大学医学部の「地域枠」や「キャリア形成プログラム」の推進に合わせて、見直しが検討されています。

② 地域枠医師の確保

県内外の大学医学部に「地域枠」を設け、その定員を増やして県内で働く医師を増やそうという施策です。静岡県がこの制度を導入したのは２０１５年で、そのときの地域枠定員はわずか３人でした。最近では地域枠の拡大に力を入れており、２０２１年からは近畿大学、川崎医科大学、帝京大学、日本医科大学、東海大学、順天堂大学、関西医科大学、浜松医科大学、昭和大学の９大学に２～15人の地域枠を設け、合計65人にまで拡大しています。計算上では、各年度の地域枠利用者が卒業後に県内勤務を開始していくと、２０２８年には県内に勤務する地域枠出身の医師が約２００人となり、２０３０年頃には医師少数区域での勤務医も大きく拡大すると予測されています。

③キャリア形成プログラム

これは「医学修学研修資金制度」、大学医学部の「地域枠」など、地域での勤務を要件とした医師養成課程を卒業した医師が、地域で働きながら、専門性や高い医療技術を身につけられるように支援するものです。

臨床研修2年間、専門研修7年間の合計9年間、地域の医療機関が用意する研修プログラムによって学ぶことが可能です。専門研修には、サブスペシャルティ領域の専門研修までを行い、地域の中核病院で指導的立場になることを目指す「専門コース」、基本領域で専門医資格を目指す「基本コース」、内科または総合診療科の専門医取得や、地域密着の医療従事者を目指す「地域密着型コース」があります。7年間の専門研修期間のうち、4年以上は医師少数区域の病院に勤務することも要件になっています。

④ 専攻医の確保・定着促進

専攻医を対象とした魅力ある研修プログラムを用意し、県内で専門研修を受ける医師を増やすとともに、専攻医の募集定員に上限（シーリング）のある地域から、県内医療機関での専攻医受け入れにつながるよう、働きかけを強化することなどが計画されています。

このほかにも、地域の学校で寄付講座を開催したり、医療機関で高校生の職場見学等を積極的に受け入れるなどして将来の地域医療従事者を養成する、女性医師・高齢医師の活躍支援を行う、医師の働き方改革を踏まえた勤務環境改善支援を行う、といった施策も計画に記載されています。こうした各年の医師確保計画は「静岡県医療対策協議会」と「ふじのくに地域医療支援センター」とが互いに役割分担をしながら、協議・推進していく体制となっています。

こうしてみると県内の医師不足の解消、医師偏在の是正のために、少しずつ具体的な対策が動き始めていることが分かります。

とはいえ、少子化で若い世代全体が減っているなかで、この計画がどの程度の実効性のあるものになるのかは未知数です。ただ、私は前述のさまざまな計画と実情は大きく乖離していると考えています。働き方改革をみても、医学修学研修資金制度にしても、地域枠にせよ、まったくの理想論にすぎないと考えています。実際に賀茂地域でこれらを利用した医師は存在しません。仮にこれらの対策が計画どおりに進んだとしても、私の地域のような医療過疎地域まで十分に医師が行き渡るようになるまでには、まだまだ時間がかかりそうです。2030年頃には医師が配置できそうだといわれても「じゃあ、それまでの間はどうするのか」大いに疑問です。医師不足が深刻なのはまさに今です。他地域に比べて早く高齢化が進んでいた地域では、医師不足が続くのは今後10年くらいの間の話かもしれません。その間に何がどこまでできるのか、スピード感をもって動いていく必要がありそうです。また、医師だけで地域医療が担えるわけではありません。看護師や臨床検査技師など、医療人材全体をどう確保・育成していくかも、早急に対策を打っていく必要があります。

さまざまな対策をみてきましたが、総括すると残念ながら机上の空論と言わざるを得ません。単に医師の定員を増やしても、現状では都市部における医師過剰状態がさらに悪化し、コンビニより多いと揶揄《やゆ》され、５人に１人が年収３００万円以下といわれている歯科医師の二の舞になること必至です。閉院を余儀なくされている歯科クリニックも少なくありません。このままでは医師も同じ轍《てつ》を踏むことになると思います。したがって、足りないから増やすという短絡的な方法ではなんら解決法にはなり得ません。

近年、多くの私立大学の入試選抜において、女性受験者に対して男性より厳しい合格基準を設定し、女性を不当に排除していたことが発覚し、大きな社会問題となりました。その反動で医学部の女子学生が急増しています。女性医師が増えることは決して悪いことではありませんが、現実問題として妊活や、妊娠後期での就労軽減、子育てなど、さまざまな要因で中途離脱は避けられません。そうなると、結局、ほかの医師にしわ寄せが来ます。ある三次救急施設の副院長に「妊活や婚活と称して女性研修医全員が当直をまったくやらず、残りの男性医師が穴埋めのために、月に2~3回余分に夜間の当直業務を担当しなければならない。この現実をどう思う?」と投げかけられ、返答に窮したことがつい最近ありました。この60歳過ぎの副院長までもが、20歳代の女性研修医の代わりに月数回の夜間当直業務を行わなければならない現実があります。「彼女たちが全員男なら楽なのに」と本音が出てしまいます。今の世の中、こんなことを言おうものなら、すぐにバッシングされてしまいます。SNSならばすぐに炎上してしまうと思いますが、あえて言います。多くの医師がそのように思っていることは事実なのです。男女平等、人権、職業選択の自由など憲法のせめぎあいの落としどころはどうなるのか、今後最も大きな争点となる問題です。もちろんここで結論など出せません。

また、外科系に進む女性医師が少なく、診療間格差の遠因になっていることも事実です。途中で離脱してしまうことも少なくなく、なかなか長期的人材確保の予定が立ちにくい面があります。地域医療では、なおのこと女性医師が活躍できる場は限られています。子育てや家庭と両立できる新たなシステムを導入しなければ、増える女性医師に反比例する形で地方の女性医師はさらに減少してしまいます。

初期研修後の後期研修以降、若手医師は比較的楽な診療科を選択する傾向にあり、外科や産科などハードな診療科は敬遠されがちです。そして、それらの診療科は、身を削る激務と時間的拘束が大きい割に給与が良いとはいえません。したがってコストパフォーマンスが低い診療科では人材確保が難しく、その診療科の医師が育たず、減少してしまうわけですから、診療に大きな支障が出ます。絶滅危惧種の診療科を作らないための方策が急務です。

また、2年の初期研修後に専門の後期研修を受けずに、直接美容外科医として手術に携わるいわゆる「直美《ちょくび》」が増えてきたことにより、美容外科に対するハードルが低くなり、需要は増え続けています。しかし、美容外科医の技術の低下、質の悪い施術や手術の横行、誇大広告の嵐、醜い顧客獲得戦争が起こることも懸念されます。

地域枠は地方の医師過疎地域に人材を充填することができる画期的な方法ですが、実際は医師の資格を取得したのちに辞退するものも少数ではありますが存在しており、地方では非常に困っています。まさに食い逃げです。地域枠は、若干難易度が下がる傾向があり、ボーダーラインに位置する学生が地域枠を利用して、医師免許取得を果たしたのち、決められた額のお金を納付しその後の勤務を免除されるというケースがあとを絶ちません。

さまざまな地域間で医療格差が大きくなっている最たる原因は、多くの医師が地方へ行くことを望まないからです。地域医療に魅力がないからです。都市部に集中する大病院志向、利便性の悪さ、家族の反対、専門医を取得する際に必要な症例数を集められない、低賃金、子どもの教育の問題、医局制度の崩壊による地方大学病院の医師の減少など原因はさまざまです。

これらの問題に対して私は緊急提言として

①医師の資格取得、臨床研修終了後、地域医療に最低半年〜1年の実地研修することを必修化する。

②地方医学部を卒業した者は、その地域で6年の歳月をかけて育てられるわけで、2年間はその大学病院ないしその地域にある研修病院で研修を受けることを必修とする。

③女性医師も特別な例外は除き、男性と同じような実力を発揮してもらう必要があります。もちろんこれには子育てなどが十分にできるような環境整備が絶対に必要でしょう。女性蔑視といわれて久しいですが、東京女子医科大学に男性は入学できません。共学化の話も浮上しますが、そこで、すでに男性定員がその入学定数分少ないことを考慮すれば、女性のほうがほんの少しではありますが、定員数で有利なわけです。今後は男女の定数を決め、各診療科間でバランスのとれた定数配置を決めて管理することで、診療科格差、地域格差を縮小できると考えます。

④医師のインセンティブが低すぎるため、外科や産科などハードな診療科では、

給与アップを義務化する。日本の心臓血管外科医の給与はアメリカの10分の1以下です。

⑤医学部入試における地域枠は、そうでない場合と比較すると、若干易化していることが多く、地域医療に専従することを条件に、一人の学生に都道府県が大きな負担をして入学させ、医師に育て上げます。辞退すれば、地域に医師が補充できなくなるのみならず、金銭的な負担も大きなものとなります。現在以上のさらなるペナルティを科し、地域医療に従事したいと強い思いを持っている若者にのみ地域枠を使用してほしいと切に願います。

⑥「直美」は禁止とし、臨床研修後の後期研修を必修にするべきでしょう。また、美容整形クリニックの乱立も規制すべきです。野放し状態では必ず質の低下が起こることでしょう。

⑦診療報酬は地域間格差を考慮すべきです。現在の診療報酬は、政治家の国民へのご機嫌取りとなっています。なぜ、一般企業は材料費高騰で商品の価格アップが認められているのに、医療業界では診療報酬が上がらないのでしょうか。

収益の大幅減によって、病院の赤字はさらに大きくなり、職員の給与アップができていないどころか賞与カットや給与減額が起こっています。

以上を提案したいと思っています。現実からは相当かけ離れているかもしれませんが、これぐらい大鉈《おおなた》を振るわなければ、地域医療の改善はないと考えています。

医師が地方を勤務地として選ぶ理由とは

現在、私のクリニックの医師の勤務状況は、常勤医が私１人、そして非常勤医が８人（専門は内科、循環器内科、眼科、外科一般、消化器外科、心臓血管外科、泌尿器科など）という体制になっています。医師総勢９人の体制で、外来と入院合わせて約１５００人の患者に、24時間３６５日の対応を行っています。

外来の担当でいうと、月・火・水の３日間は私が外来を担当し、木・金・土は非常勤の先生たちが担当しています。担当日でなくとも、腎臓の患者であれば私が診察します。外来のほかに手術や病棟の回診、訪問診療、夜間も含めた緊急対応があるため、本当に日々ギリギリの状況です。

医師確保については、常に頭を悩ませています。都市部で学んだ医師たちが地方勤務を希望する要件は、大きく4つくらいではないかと思っています。

1つ目は、給与が良いことです。十分な報酬が得られることはやはり大きなインセンティブになります。そのためには少なくとも、都市部の同じくらいの経験の勤務医に比べて2～3割アップというくらいの額は用意する必要があるのではないかと思います。

2つ目は、地方でもその医療機関で得られるものがあることです。若い医師は少しでも早く診療技術を磨き、専門性を身につけたいと思うものです。また2018年から新たに日本専門医機構による専門医制度が始まり、若手医師の専門医志向が強まっています。症例数が圧倒的に多く、そこで研修を受けることで専門技術が身につく、あるいは専門医資格の取得で有利になるといった場合には地方勤務を選択する理由になります。千葉県鴨川市にある亀田メディカルセンターはそうした病院の一つです。立地としては房総半島の先端に近い海辺にある私立病院ですが、優れた専門医が多数在籍しており、全国から患者が集まるために症例数も多く、若い研修医の人気の研修先となっています。

3つ目は、その地域に大学医局との結びつきが強い医療機関があることです。新臨床研修制度によって大学医局の力が弱まったとはいえ、医局ＯＢを中心とした人脈が専攻医獲得につながっているところもあります。例えば埼玉県の戸田中央病院をはじめとした戸田中央メディカルケアグループは首都圏を中心に40以上の病院・クリニックを持つ医療グループで、熱海などの地方にも病院があります。このグループは東京医科大学や順天堂大学などと関わりが深く、グループ内の病院が大学からの専攻医受け入れ施設になっています。

そして4つ目は、その地域自体に魅力を感じていることです。山が好きだから信州の病院で就職したいとか、温泉がすごく好きで温泉地に住みたいとか、そういう理由で地方勤務を希望するケースです。私自身、学生時代から下田や南伊豆が大好きで、当初の人生設計では心臓血管外科医を定年で退職後に伊豆に住もうと考えていました。予定より約25年も前倒しとなりましたが、下田には大いなる魅力を感じています。

すでに移住して20年余りが過ぎましたが、今でもまだ、旅行に来ている気分を味わえています。弓ヶ浜や白浜、ヒリゾ浜などの美しい海と、そこで得られる新鮮な魚介類、そして細野高原のような高原もあれば、１０００ｍ級の山も近くにあります。アマゴやアユが住む仁科川《にしながわ》や河津川などの清流も魅力的ですし、下賀茂温泉や蓮台寺《れんだいじ》温泉など、日本を代表する温泉もたくさんあります。

その地域に都市部では得られない魅力があることも大事だと思います。旅行、アウトドア、食べ歩き、温泉巡り、自然探索が好きな私にとってまさにうってつけのワンダーランドなのです。また、独自の文化や歴史に浸り、ゆったりとした時間の流れのままに生きる、住民同士のつながりを大事にするなど、都市部にはない魅力を発信すれば、「ここで働きたいな」と思う医療従事者を増やすことにつながるのではないかと考えています。私のクリニックのホームページでは下田や伊豆半島での生活の魅力についてInstagramやYouTubeなどのＳＮＳ、職員募集の別枠のホームページで発信し続けています。

循環器・腎臓の専門医療機関として研修を受け入れ

私のクリニックの場合、1つ目の給与という点では、常勤医を獲得できるくらいの給与を用意する余力はまだありません。私自身2024年12月で還暦を迎えましたから、そう遠くないうちに常勤医を雇用したいと考えてはいますが、今は人件費以外にも資金をかけて実現したいこともあり、まだ着手できていない段階です。

そのかわりに2つ目の「その医療機関で得られるものがある」というところでは、専門技術が学べる医療機関として研修医の受け入れ体制を整えています。私のクリニックは日本外科学会、日本循環器学会、日本透析医学会、日本脈管学会という4つの学会の教育関連施設（研修施設）として認定を受けています。私のクリニックで学べない診療科や専門技術については、提携の「親病院」である順天堂大学医学部附属静岡病院や神戸大学医学部附属病院で研修を受けられるようになっています。

私自身も日本透析医学会専門医・指導医、日本腎臓学会専門医・指導医、日本胸部

外科学会認定医・指導医の資格などを持っていますので、こうした分野では私の施設での研修により専門医資格取得の要件も得られます。特にＣＫＤをはじめとした腎臓疾患の治療、バスキュラーアクセスの造設・管理、血液透析や腹膜透析、各種血液浄化法、３２０列マルチスライスＣＴを有する血管疾患センターでの多様な血管の検査および治療などについては、全国的にみても有数の設備と実績を誇る施設となっています。

また、この地域の数少ない労働衛生コンサルタントとして賀茂医師会主催の産業医資格取得のための講習の講師を任されることもあります。

今のところ、専門研修を希望して私のクリニックに来てくれる研修医は多いとはいえません。医師数の少なさや立地の悪さがネックになっているものと思いますが、一度来てもらえれば、都市部にひけをとらない質の高い専門医療を学べることを理解してもらえると思います。また今後は、県内の医学部地域枠の出身者が増えるにつれて、研修の受け入れ先施設も充実させていく必要があります。いつでも研修の希望を受け入れられるように環境を整えて準備しています。そのほか静岡県の医師確保計画にもあったように、地元の高校生の職場見学・職場体験の受け入れを行ったり、看護学生や看護師の見学希望にも積極的に応じたりしています。子どもの頃の私のように医療の仕事に興味を持って、医師や看護師を志望してくれる地元の若者が少しでも増えてくれればと切に願っています。

地方暮らしの魅力、地域医療の魅力

都市部からの医師確保の方法として4つ目に挙げたとおり、地域や地方暮らしには魅力があります。

私は都市部の大病院で心臓血管外科医として計14年働き、そののちに39歳で下田に赴任しました。下田に住んで20年余りになりますが、住み心地が悪いと思ったことはただの一度もありません。確かに都会ほど便利ではないかもしれませんが、生活に必要なものはほぼすべて入手できますし、不便で困るということは特にありません。

私を大いに癒やしてくれる豊かな自然は何物にも代え難いものです。体力維持のためにも週3回程度、爪木崎の灯台を折り返し地点として海の見えるコースを約5km走っていますが、目前に広がる海を眺めているだけで心が満たされます。季節や天気によって海の表情も日々違いますが、海に光が当たってキラキラと反射する光景はとても美しく、また、夕日でオレンジ色に染まった海も格別です。下田は東京よりもやや温暖な気候なので、冬はスイセン、春は河津桜や菜の花、6月は紫陽花《あじさい》と、一年を通じて季節の花々が楽しめます。

さらに、知り合いによってその日にとれたイセエビやアワビ、サザエなどの新鮮な魚介類をおすそ分けしてもらうこともしばしばあります。私も時間があれば、自分で海に潜ることもありますが、東京ならば高級店でなければ食べられないような海の幸を気軽に食べることができるのは、この地域ならではの最高の贅沢《ぜいたく》だと感じます。下田は温泉地でもあるので、24時間かけ流しで入れる温泉もすぐ近くにあり、自宅に温泉を引いている家庭も多く、最初に住んだマンションと母親たちが住んでいる南伊豆の家のお風呂は完全かけ流しの温泉です。

子育てという面では、私の子どもたちも自然のなかでめいっぱい遊びながら、成長しました。2歳時には金谷旅館の千人風呂で泳ぎを覚え、4歳時には海に潜って貝や魚を捕っていました。小学1年生のときには5mの高さの橋から海や川に飛び込んでいましたからさながら野生児といったところです。また、山梨県で採集したオオムラサキの幼虫を自宅と小学校のエノキで育て、羽化させたこともあります。夜のカブトムシやクワガタ採集は夏の日課で、この地の自然環境が子どもたちを大きく育てたと思います。医師の家庭は子どもにも中学受験をさせるケースが多いですが、下田は都市部に比べて学習塾が少なく、学習環境が整っているとは決して言えません。しかしコロナ禍を経てオンライン学習が可能な教育施設も増えていますから、今後は教育面のハンデも少なくなっていくと思います。

この地域で都市部に比べて何か足りないことがあるとすれば、それはやはり医療です。特に、重症患者を受け入れる三次救急へのアクセスを改善させていかなければなりません。また、地域住民の健康と命を支えるために、私たちのような一次診療の医療者の担う役割も大きくなっています。そこには大きな責任も伴いますが、地域の人とのつながりのなかで互いに互いを気遣い、支え合っていくというところに、地域医療のやりがいや喜びがあると感じます。若い医師たちには、最終的にどこで働くとしても、医師の長いキャリアのなかで一度は地方勤務を経験してもらえると、本人も家族も人生の幅が広がるものと信じています。そしてその魅力を伝えていきたいと考えています。

医師以上に看護師の確保・養成も急務

医師の確保以上に私がずっと力を注いできたのは、看護師の確保です。この地域の看護師不足は特に深刻です。地域に看護師専門学校が1校しかなく、卒業生のほとんどは系列の病院へと就職してしまい、地域のクリニックにはほとんど入職しません。私自身も、看護師不足によって診療を制限しなければならなかったことも再三あります。そこで看護師を確保するために人材派遣会社に依頼をする、折り込み広告で募集をするほか、独自のリクルートサイトでの情報発信、Instagram、YouTubeといったＳＮＳでの投稿など、あらゆる方法で発信をしてきました。また看護師募集と併せて、一人ひとりの看護師がここでキャリアを身につけながら、長く働いていけるように教育・研修・就労継続支援のための各種制度を整えました。現在実施している教育・研修の各種制度は次のようになります。以下は、私のクリニックのリクルートサイトに掲載されていますが、ここであらためて説明したいと思います。

・教育プログラム

充実した看護職員研修で、看護師としての成長とキャリアアップを支援します。

・正看護師取得支援制度

准看護師が正看護師へステップアップするための支援をしています。

・再就職支援・インターンシップ制度

離職後、長いブランクがあって再就職を迷っている人をバックアップする制度です。

・専門資格取得支援

私のクリニックで行う専門的医療にも役立つ、各種専門資格の取得を支援しています。

・ママさん支援制度

出産を経た人が母親としても看護師としても活躍できる職場を目指して、さまざまな取り組みを行っています。

看護師が専門性を高めるための研修体制を整備

制度の詳細について、まず看護師の「教育プログラム」では、私のクリニックの診療の中心である透析医療について段階的に学びながら、看護技術を身につけられるプログラムを用意しています。人工透析は看護においても専門的な知識が必要で、経験のない看護師は戸惑うことが少なくないようです。ハードルは決して高くはないのですが、募集において透析看護師というと、それが最初の関門となってしまいます。段階を踏めば、決して難しくはなく、1年もすればひととおりの透析業務は担当できるようになるものです。そこで初期研修としては透析業務から開始し、新人のみならず休職後の再就職看護師、透析業務未経験の看護師もここから研修を開始してもらいます。この教育プログラムは、大きく6段階に分かれています。

このプログラムを踏襲しながら、透析業務を理解し技術を習得してもらいます。進行の速度は、それぞれの看護師のスキルなどにより異なります。途中、専門研修や中断を余儀なくされる場合でも、本人の希望により再度教育プログラムを反復履修することができるようにしています。現在、私のクリニックでの看護師の位置づけは、ステップⅡが2人、Ⅲが5人、Ⅳが3人、Ⅴが2人となっており、教育プログラムが非常に効率よく機能しています（135ページ参照）。

准看護師の正看護師へのステップアップ支援

准看護師の免許は中学卒業後に専門学校で2年間教育を受けて取得でき、都道府県知事が発行するものです。一方、単に看護師というときは正看護師のことで、准看護師と対比するときのみ使用する用語です。看護師は厚生労働省が発行する国家資格です。業務はいずれも大きな差はありません。ただ、准看護師には制限もあり、行うことができない業務もあり、管理職への昇進には正看護師の資格が必要となります。准看護師のなかには准看護師の免許取得後、正看護師の学校に進学する機会を逃したまま看護職に従事し、正看護師の資格の必要性を感じている人も多くいます。そうした人のために２００４年より、10年以上の臨床経験を持つ准看護師に対し、２年間の通信教育で看護師国家試験資格が得られる「看護専修学校」が設けられました。これにより、長年医療機関で働き、経験と技術を持ちながらも、給与面などで十分な待遇を受けることのできなかった准看護師にスキルアップ、キャリアアップの機会が与えられたのです。現在では高校卒業以上であれば准看護師としての勤務経験にかかわらず、正看護師になるための養成課程で学ぶことができます。そこで私のクリニックでも准看護師が正看護師へとステップアップするための支援をしています。

具体的には、原則として10年以上勤続経験のある常勤の准看護師で、さらに看護専修学校に合格した人には、特例として給与を減額せずに、授業や実習の際には有給休暇を与える支援です。例えば、２年間の通学で60日休んでも、有給休暇として常勤時と同じ給与を支払うというシステムです。ただし、取得後3年間は私のクリニックで勤務してもらうことを条件としています。また正看護師資格取得ができなかった場合も、3年勤務してもらえれば返済は免除します。実績としては2024年12月現在、4人がこの制度を利用して正看護師として働いています。この制度を導入後の2015年には、3人の正看護師が誕生しました。常勤の准看護師の3人が看護師国家試験を受験し、3月25日が合格発表日でした。この日のことは、今も鮮明に覚えています。その日は私自身、相変わらず忙しく外来業務を行っていました。午後2時半頃に外来も終了し、事務長らとの打ち合わせ直後に、まず准看護師のキャリア15年だったT主任からの電話で「合格しました」と報告がありました。この一言に私も心から安堵しました。次に勤続5年のNさんからの電話で、こちらも合格の連絡をもらいました。当時は、仕事のうえで気の滅入ることも多いときでしたが、2人の合格の知らせで、私の鬱々《うつうつ》とした気分も払拭され、嬉しさで晴れ渡る思いでした。

ですが、ふと我に返って思い出したのがもう1人の受験者、S君です。彼自身、国家試験の翌日に自己採点の結果がボーダーあるいは不合格と感じていたようで、職員

採用している看護師の「教育プログラム」

透析看護	ステップV (10〜15年以上)	透析看護師 管理者	学会の指導、主任の教育、透析業務全体の中長期計画の策定、管理職員の能力向上などを行います。責任者としての職務を全うできるレベルとなり、教育における最終目標とします。
	ステップIV (5〜10年以上)	透析看護師 スペシャリスト	受け持ち看護師制度を効果的に稼働させることができ、人材育成のリーダーシップをとれるようになることを目標とします。透析認定看護師やフットケア指導士などの資格取得や主任クラスの役割を担えるようにスキルアップを図ります。
	ステップIII (2〜5年)	透析看護領域 リーダー レベル	受け持ち看護師の役割について指導・教育ができることを目標とします。あらゆる透析合併症につき理解し、透析医療の総論・各論を十分に理解したうえで、それらについて教育できること。また、学会活動でも中心的役割を担い、自身で口頭発表できることを目標とします。
	ステップII (半年・1年〜2年)	透析看護実践 活動レベル	受け持ち看護師の役割が果たせる。カテーテル留置などの介助ができる。またその管理ができる、フットケアや創の処置ができる、リーダー業務を担当することを目標とします。
	ステップI (開始〜半年・1年)	透析看護 初心者	理念・医療安全・看護倫理・透析概論・透析看護フィジカルアセスメントを習得し、透析医療の基本を理解し、患者とコンタクトがとれるようにします。透析の流れを理解します。穿刺、抜針などまで行えることを目標とします。
新人ナース		基本研修	看護師としての心構えや、医療・看護の基本について習得し、チーム医療の一員としての姿勢を培います。

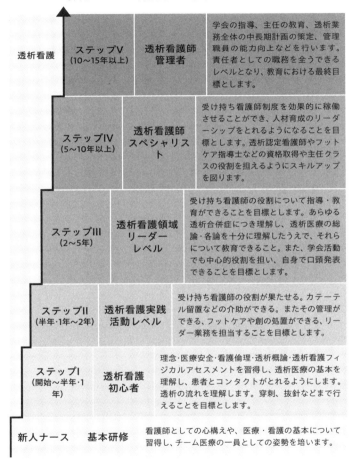

みんなが、暗に3人全員の合格は極めて難しいと思っていました。私は彼が勤務していた血液浄化センターに向かい、S君を探しました。合否の発表時刻をだいぶ過ぎており、受かっていれば雰囲気で分かる時間帯です。ですが血液浄化センターにS君の姿はありません。机に向かって作業していた職員に「S君どうでした?」と小声で恐る恐る聞いたところ、満面の笑みで「受かりましたよ!」との返事でした。なんとかつかみ取ってくれたS君の合格の知らせは本当に万感胸に迫る思いでした。そして、すぐに彼がいるという手術室に向かいました。そこで「合格しました。本当にありがとうございます!」と話すS君の目は潤んでいました。

S君は当時からさかのぼること6年前、東京で正規雇用の仕事がなく下田に帰ってきたところで、私のクリニックの前身の横山クリニックに看護助手として入職しました。1年後看護師の資格をとりたいという理由で退職し、看護専門学校に入学しました。3年間で専門学校を卒業して私のクリニックに再就職をし、足掛け5年かけて正看護師の資格を見事に勝ち取ったわけです。本人も彼の両親もさぞ嬉しかったと思いますし、この日の午後3時以降はスタッフ全員で3人の合格を喜びました。この日のことは本当に忘れられない思い出です。

看護師養成のために、独自の奨学金制度を開設

私のクリニックでは、看護師を目指す学生を経済的に支援する独自の奨学金制度も設けています。正式名称は「花房医療奨学金制度」です。

これは高校卒業予定や既卒の人、大学や専門学校を卒業した人で、私のクリニック規定の条件を満たし、看護学校への入学を希望する場合、看護学校の学費の援助を行うというものです。初年度に入学金と授業料相当額、2年目以降は授業料相当額を貸与します。卒業後に5年間、当クリニックに勤務してもらえれば、貸与した額は全額免除となります。参考までに、２０２４年度の募集要項を掲載します。

【花房医療奨学金制度の概要】

・対象者：静岡県東部及び伊豆半島全域の看護学校及び高校に在学（進学）する学生。

・**募集期間**：随時

・**貸与額**：入学初年度は入学金及び初年度授業料相当額。入学2年目以降は授業料相当額を貸与。

・**貸与期間**：貸与開始月から卒業月までの間とし、奨学金は無利子で貸与します。

・**返済免除**：学校卒業後に免許を取得し、当クリニックに継続して5年間業務に従事したとき。

・**選考方法**：書類審査及び面接試験により決定します。

・**提出書類**：花房医療奨学金申込書（様式1号）・履歴書・看護学校の合格通知書または在学証明書・学費が確認できる書類（パンフレット等）・作文・健康診断書。

※貸与決定後に、奨学金契約書（様式2号）・誓約書（様式3号）・申込者及び連帯保証人の印鑑証明書が必要になります。

実は2024年3月に、この奨学金を利用した初めての看護師の卵が誕生しました。

学生といっても元社会人の40代の男性なのですが、第二の人生を看護師として地域医療に携わり、地域の人を支えたいという強い思いを持って挑戦し、看護専門学校の試験に合格しました。これからの3年間は険しい道ですが、きっと、彼は夢に向かって邁進し、看護師資格を取得することと思います。医療の世界以外での社会人経験が豊富な彼だからこそ、地域の人たちにも慕われる懐の深い看護師になっていくことを期待しています。

ブランクのある看護師の再就職を支援するインターンシップ制度

看護師として働いたのち、家事・育児・介護などで離職し、長いブランクがあって再就職を迷っている人をバックアップするため、インターンシップ制度を設けています。

インターンシップ制度とは、主に学生が企業などにおいて実習・研修的な就業体験を行う制度のことです。医療は日進月歩で進歩しています。検査機器や医療資材も、日々新しい製品・サービスが開発されていますし、電子カルテの導入、医療情報共有アプリ、オンライン診療など、看護業務でもＤＸ（デジタルトランスフォーメーション）が進んできています。職場を離れて長い人では、こうした新しい変化についていけないのではという不安が再就職の壁となっていることが少なくありません。

そこで私たちは看護師の再就職支援の一環として、インターンシップ制度を取り入れています。これは現役の看護師について見学をしながら、私のクリニックでの看護職の業務内容を知ってもらい、指導・研修を進めるものです。インターンシップの内容や期間は、勤務形態や就業内容によって変わります。正職員かパート勤務・短時間勤務かにもよりますし、外来での勤務か病棟担当か、透析、手術などを含む業務かなどにより、希望によって10～30日間のプログラムを設定します。この間は日当として給与を支払います。制度利用後に就業をキャンセルしてもかまいませんし、継続して勤務したい、あるいは就職したいという意思があれば本契約となります。まずは短時間の勤務から試してみたいなど、応募者の希望に応じて臨機応変に対応しています。

透析医療などの専門資格取得もサポート

看護師の専門性の向上、キャリアアップのために各種専門資格の取得も支援しています。私のクリニックの専門分野である腎臓疾患、人工透析などに有用な専門資格として、フットケア指導士、腎臓病療養指導士や血管診療技師（ＣＶＴ）、透析技術認定士、透析療法指導看護師などの資格取得の支援を行っています。

これらの資格取得を希望する場合、合格後２年間勤続し、資格を有効に使用してもらうことが条件です。具体的には学会活動や資格取得の講習の参加費用の援助、関連学会への入会および年会費の負担などです。

私のクリニックでは２０２４年12月現在、フットケア指導士を取得した看護部長が在籍しており、フットケア外来で日々、患者の足病変のケアに従事しています。彼女は、まずフットケア学会（現　日本フットケア・足病医学会）に入会し、指導士受験資格である専門講習を受講のうえ、その後行われる筆記試験に合格し、資格を得ました。

資格の継続には学会発表や総会の参加が義務となっていますが、それらにかかる経費はすべてクリニック側が負担して、資格維持の援助を行っています。一方で、外来や入院患者の爪の処置をはじめ、閉塞性動脈硬化症に合併した潰瘍性病変、糖尿病性壊疽《えそ》に伴う足病変などの処置に携わっています。それによりほかの職員にもスキルアップを図ってもらっているため、クリニックに大いに貢献しており、まさにウィンウィンの関係なわけです。幸い、患者たちからの評判も非常によく、良好な成績をあげています。特に透析患者におけるフットケアは20年前より行ってきており、全国的に広がるかなり前から、私たちは取り組んでいました。また、血管疾患センターの業務で活かすため、血管診療技師（ＣＶＴ）資格取得を目指している職員もいます。

子育て支援や移住支援など、さまざまな支援が必要

「ママさん支援制度」では、母親としても看護師としても活躍できる職場を目指して、さまざまな取り組みを行っています。子どもが幼い人では、長時間の勤務が難しいこ

とも少なくありません。そうした場合、パートで勤務時間も融通が利く勤務形態を選んでもらえるようにしています。実際に外来や病棟、透析業務でも、希望の時間内でのパート勤務で働いている看護師が数人います。

このほかに臨床工学技士、放射線技師、看護助手・医事課などの事務職などの募集も随時行っています。常勤・非常勤を問わず、また他院との掛け持ちや副業で働きたい、介護などで時間が限られるが短時間でも働きたいなど、さまざまな希望に応じて就業できるように柔軟な勤務体制を用意しています。

こうした数々の努力のかいもあり、２０２４年12月現在の職員数は、医師９人（うち非常勤医師８人）のほか、看護師13人（うち正看護師11人）、臨床工学技士７人、臨床検査技師２人、放射線技師１人、施設課５人、栄養科５人（うち管理栄養士１人、栄養士１人）、看護助手10人、医療課８人、総務課・会計３人の、総勢63人となっています。

職員は20代の若手から70代のベテラン看護師まで幅広い年代の人たちが在籍してい

ます。私のクリニックでの勤務年数では、３分の１以上が10年を超えており、なかには15年を超える人もいますし、育児や介護で一時離職したのちに、また戻ってきてくれたスタッフもいます。職員の出身地では６〜７割は静岡県内ですが、そのほかにも東北、中部、関東、近畿、九州など、全国から集まった精鋭メンバーがそろっています。そして職場の雰囲気では半数以上が「アットホーム、意見交換・質問がしやすい」と回答してくれています。今のご縁を大切にしながら、ますます職員にとっても働きやすく、働きがいのある職場であり続けられるよう努力していきたいと考えています。

しかし、医師や看護師、検査技師などの医療人材の獲得のために、私が個人でできることには限りがあります。下田市や賀茂地域の行政にも、さまざまな地域から人材を呼び込むための施策を練り、実施してほしいと思っています。昨今では、子育て支援に力を注いだり、住宅を格安価格で貸与したりするなどして、若い世代の移住者を増やすことに成功している自治体も増えてきています。地域みんなで知恵を絞り、一丸となって「この地域で働きたい、暮らしたい」という人を一人でも増やしていく地道な努力が必要だと考えています。

都市部と遜色ない医療を提供するために質の高い医療連携が必須

地域のキーマンとして、行政を絡めたネットワーク構築を実現する

4章

住民の命を守るためには、充実した医療連携が不可欠

地方の医療の充実のためには、医師の数を確保するということはもちろん大前提ではあります。ただし頭数さえそろえればいいかというと、そうではありません。地域住民の命を守るためには、いざというときに地域の医療機関が連携して、そのときどきで必要な医療を提供できるようになっていなければなりません。

普段の健康なときはいいけれど、年をとって大きな病気をしたときに診てもらえる医療機関がない、というのは地域住民にとっては大きなリスクです。実際に近年は、高齢になってから高度医療機関がある地域を選んで転居をしていく人もいます。

伊豆近辺でいえば、熱海は下田と同じように歴史のある観光地で、気候も温暖で温泉も多数ありますので、都市部の勤め先を定年退職した人の移住先やセカンドハウスなどで人気がある町の一つです。しかし、定年からしばらくの間は熱海の生活を楽しんでいても、70代、80代になって年をとって深刻な病気を経験したりすると、ふたた

び都市部へと戻っていく人も少なくありません。もともと熱海に住む人でも、子どもたちの住む都市部の高齢者施設へと転居していくケースもあると思います。

そのときになって転居ができるくらい体力や経済力があればいいですが、高齢世代の全員が同じようにできるわけではありません。都市部に子どもなどの頼れる親族がいない人もいます。特に下田市や賀茂地域で長く暮らしてきた人たちは、「年をとってもこの地域で暮らし続けたい」と思っている人が多いようです。だからこそ、「この地域では病院へ行けなくてもしかたがない」ではなく、「この地域に住んでいても必要な高度医療を受けられる」「年をとって病気になっても安心して暮らせる」と思ってもらえる体制を一刻も早く築いていかなければならないと思います。

そのために欠かせないのが、その地域内での機能的な医療連携です。1つの医療機関、一人の医師で診られる患者にはどうしても限りがあります。医療そのものが高度化・専門分化していますし、疾患の種類や重症度により、必要な検査機器や設備も変わります。

私のクリニックの場合でいえば、透析医療や透析患者の血管トラブルなどについては、他院からの患者も積極的に受け入れています。一方で整形外科や婦人科の領域などや入院治療が必要な重症患者は、地域のほかの施設へとつないで治療を依頼することになります。ですから地域の医療機関全体のなかで、しっかりと役割分担をして、機能的な医療体制を築くことが重要になります。

特に早急に体制を整えておかなければならないのは、次の3点についてです。

① 重症患者の救急搬送先の確保
② 新型コロナウイルスのような新型感染症への対応
③ 地震や豪雨といった自然災害の際の対応

新型感染症については、国が主導して医療計画を

まず私が日頃の診療で最も危惧しているのが、①の重症患者の緊急搬送先の確保です。重症患者が発生したときの受け入れ先探しには常に苦労をしています。

もちろん建前上、賀茂地域にも次のようなピラミッド型の救急医療体制があります。

・**一次救急**：私のクリニックを含む地域の医療機関
・**二次救急**：下田メディカルセンター、伊豆今井浜病院など
・**三次救急**：順天堂大学医学部附属静岡病院

私のクリニックで対応できない入院治療が必要な患者については、この地域の二次救急である、下田メディカルセンターや伊豆今井浜病院へ、心筋梗塞や脳卒中、大動脈解離などの緊急を要する治療は、三次救急である順天堂大学医学部附属静岡病院へ連携するという原則はあります。ところが、私が二次医療機関に問い合わせをしても、実際には受け入れを断られる事例は決して少なくありません。二次救急では西伊豆健育会病院以外では透析施設そのものがないため、特に透析患者の受け入れは困難です。また、地域内のどの医療機関でどのような患者を受け入れるのかが曖昧になっており、一次・二次・三次の医療機関すべてが各々疲弊しています。これでは本当の意味で地域の救急医療体制が機能しているとはいえません。一次から三次の救急施設すべてを中央管理し、一元的にベッドコントロールしていく必要がありますし、その体制づく

りが急務です。

そして②の新型感染症への対応については、今回の新型コロナウイルスの流行により、これこそ国や行政が主導をして「新型感染症発生時の医療体制」を真剣に考えていかなければならないと痛感しています。私の実感としては、地域の医療機関が通常診療をしながら新型感染症に対応していくのは負担がとても大きいですし、特に日頃からギリギリの人員しかいない地域では医師も看護師も疲弊しきってしまいます。

もちろん静岡県でも感染症対策に関する計画はあります。「静岡県における感染症予防のための施策の実施に関する計画（2024年度〜2029年度）」を確認すると、新型感染症の指定医療機関と病床数は非常に少ない状況です。これを見る限り、従来の感染症対策の延長にあり、新型コロナウイルスのパンデミックにより見直しが図られたとは思えません。賀茂地域では第二種感染症指定病床は4床しかありません。県全体で第一種と第二種を合わせても48床のみです。これではとても地域の患者すべてに対応できるとは思えません。未曽有の新型コロナウイルス感染症の経験を活かし、より実効性のある対策を計画していく必要があると感じます。

例えば、新型コロナウイルス対応において諸外国で行われた、国による「新型感染症センター」といった施設を新設し、感染症患者を一元的に診断・治療・隔離が可能なしくみを構築するべきと考えます。そのためにも、感染症診療のスペシャリストを日頃から一定数、養成することが必要です。

地震などの自然災害のリスクも高い伊豆半島

そして、③の地震や豪雨といった自然災害の際の対応という点では、伊豆半島は自然災害のリスクの非常に大きい地域です。

今後30年以内に60~88%という高い確率で起こると予測されているのが、南海トラフ巨大地震です。伊豆半島は太平洋に突き出した形をしていますから、東南海エリアで巨大地震が発生すれば、地震だけでなく津波の被害も甚大になります。2015年の国土交通省資料によると、到達する津波の高さは南伊豆町で26m、私たちのいる下田市は実に33mと予測されています。10階建てのビルくらいの津波が襲ってくると予測されているわけです。また静岡県の想定では、最悪の場合、死者が10万５０００人、１カ月以上の治療を要する重傷者が３万８０００人とされています。

そして、津波の被害を受けた下田市の海岸沿いの主要道路が緊急輸送をできるレベルに復旧するのにかかる時間は、１週間以上という予測もあります。つまり地域に甚大な被害が出るうえに、緊急車両や被災者向けの物資が到着するまでに１週間以上、場合によっては数週間から数カ月かかるかもしれないということです。

そのため、地域の各医療機関は、災害時にも診療を継続して地域の患者の命を守れるように災害時の備えを計画・実行していく必要があります。

私たちの専門とする透析医療では、大量の水と電気は不可欠です。災害時に必要となる薬剤や飲料水、食料などの備蓄やあらゆる事態を想定した備えも多岐にわたります。日本透析医学会 危機管理委員会では、災害時の備えについて、患者向けの文書を作成しています。そのなかで、大規模災害の発生から72時間という直後の対応について説明している箇所があり、その記述を読むと災害時に起こり得る状況がよくイメージできますから、少し長くなりますが引用します。

「透析をうけている患者さんへ　～災害に備えて」

4．翌日から1週間までの透析医療継続

4-1　発災から72時間まで

「大規模災害では、停電と断水、ガス供給停止が発生しますが、被災地で医療が継続できるように、地域ごとに災害拠点病院が定められていて、病院の建物の耐震、非常用電源や貯水槽などが備えられ、燃料、給水などが優先的に供給されることになっています。大規模災害では、災害拠点病院を始めとしたごく一部の施設でしか、直後から透析を実施することができません。（中略）これは、災害によって土砂や建物の下敷きになったり、大量出血をして急性腎不全、高カリウム血症を発生し、すぐに透析をしないと命を落とすような重症者の治療が優先されたり、透析ができなくなった周辺の施設の患者さんの支援透析を受け入れるなど、地域の中で災害時も透析ができる数少ない病院には災害時にこそ求められる役割があるためです。（中略）直後は外からの物資供給が途切れます。災害拠点病院などでは上記に備えた物資確保につとめていますが、物資不足も透析に支障をきたす

ことがあります。透析は必要なものが一つそろわないだけでも治療できないことがあります。透析資材は内服薬や注射薬よりも大きくて重い分、被災地への大量輸送にはより大型の車両が必要になります。（中略）

電気の復旧に比べますと水道の復旧は相対的に時間がかかります。災害後には水道の復旧までの間、給水車が往来して飲料水などを供給しますが、水は、病院機能の維持、避難住民のためにも不可欠なものです。一人3時間の血液透析で約100リットル（L）の水が必要なことはご存じでしたか？

東日本大震災で被災した施設の報告では、給水車が1日7～9回にわたるピストン輸送をしてくれたものの、貯水槽の減りにハラハラしながら給水車の到着を待ち、上水道とは水質や水圧が異なるなかで安全な透析ができるように神経を遣いながら透析を続けたそうです。なお、このときの教訓が災害対策に携わる行政や自治体にも知られるようになって、熊本地震では透析が継続できるように特段の配慮を求める通達や対応を行い、急性期を切り抜けました。」

このように大規模災害時に必要になる非常用電源や透析に使用する大量の水、医療用資材などを準備しておくことも、地域住民の命を守るための医療機関の役割です。

「命の道」と呼ばれる伊豆縦貫自動車道の全線開通は悲願

さらにこの地域の自然災害は地震だけではなく、豪雨災害のリスクもあります。

伊豆のなかでも伊豆半島の中央を占める天城山や湯ヶ島は特に降水量が多い地域です。伊豆半島は海に突き出しているため、海からの大量の湿った空気が入り込んで天城連山にぶつかり、雨雲が発生して雨を降らせるからです。２０１２～２０１４年のデータでは湯ヶ島の降水量は全国平均の１・４倍、天城山は２・６倍となっています。

天城山を通り抜ける国道では梅雨時の豪雨や台風により、崩土、倒木による通行止めが頻繁に起きていますし、異常気象の発生が予測されるときには通行規制が行われることもあります。下田周辺の人々が順天堂大学医学部附属静岡病院や静岡県東部地域の中核病院まで行くには、いわゆる「天城越え」をするしか方法はありません。

この辺りはもともと道幅も狭く、急カーブも多い険しい山道です。また、冬にはかなり積雪し、普通のタイヤでは通行できなくなることもあります。都市部のように迂回するルートはありませんから、いったん土砂崩れや倒木で道がふさがれてしまえば、救急搬送車両は通行できません。災害時こそ、ケガ人や急病者を安全に輸送し、救急医療につなげなければなりませんが、それが困難になりかねない地理的条件にあります。

こうした事態を解消するために、古くから議論されてきたのが「伊豆縦貫自動車道」の整備です。これはその名のとおり、伊豆半島の中央を縦に貫くようにして伊豆半島の根元にある沼津市と、半島の先端にある下田市とを結ぶ全長約60㎞の国道です。

この道路が完成すれば、伊豆半島の南端の賀茂地域から三次救急である順天堂大学医学部附属静岡病院までの搬送時間も約50分と、大幅に短縮するといわれています。また地震や豪雨などの大規模災害時にも緊急輸送路としても活用できるように、大型で強度の高い道路として設計されています。そのため大規模災害時や万一の病気の際に、住民の命を救う確率を高めるということで「命の道」とも呼ばれています。

ただし問題は、伊豆縦貫自動車道の全線開通の目途が立っていないという点です。一説によると、完成までにはさらに30年以上かかるという指摘もあります。もちろん伊豆半島の南側の市長らは県や国に対して再三、整備の早期実現を迫ってきたようですが、進捗ははかばかしくありません。前静岡県知事は、リニアの問題で長く国土交通省と対立してきましたから、伊豆縦貫自動車道の計画にもそれほど積極的ではなかったようです。

ですが、２０２４年元日に起きた能登半島地震にみられるように、交通の不便な地域こそひとたび大規模災害が起きれば、地域への交通や物資の流れが寸断されてしまい、住民は長く孤立状態におかれます。特に能登半島と伊豆半島は地理的にも地形的にも非常に似通っており、この教訓はしっかりと活かさなければなりません。そうした最悪の事態を避けるためにも、新しい知事を中心に少しでも早く伊豆縦貫自動車道の全線開通を実現してほしいと思います。伊豆縦貫自動車道の全線開通はわれわれ賀茂地域住民の悲願です。

一次、二次、三次医療機関がきちんと機能するように対策を

①重症患者の救急搬送先の確保、②新型コロナウイルスのような新型感染症への対応、③地震や豪雨といった自然災害の際の対応、という3点は、私たちのような医師個人だけ、個別の医療機関だけでできるものではありません。当然、行政を含めて地域全体で考えていくべきことです。

ただ「行政に任せておけばいい」というだけでは、なかなか話は進みません。この地域の共立湊病院の解体のときのように、古くからのしがらみや利権が絡み合い、住民の本当の利益とは異なる方向へと話が転んでいってしまう場合もあります。ですから、地域の医療従事者をはじめ、地域住民たちが自分たちの命を守るために、もっと声を上げていくことは極めて大切です。行政や関係機関に対する希望も含め、私自身の考えは、まず医療者の立場でできることとしては、地域の一次医療、二次医療、三

次医療それぞれの医療機関がそれぞれの役割をきちんと果たせるように整理することです。

なかでも不可欠なのが、高次医療機関の十分な人員、体制の確保です。二次、三次医療機関での受け入れ体制を一層強化していく必要があります。

医師や看護師などの十分な医療人材を確保するとともに、救急医療の病床数にも十分な余力がなければ、受け入れ要請が重なったときには物理的に断らざるを得なくなります。病床の確保とともに急性期を過ぎた患者の転院先も含めて、国や行政が支援をしていく必要があると思います。

それと同時に救急搬送の体制整備にも力を入れ、救急救命士や救急車、ドクターヘリの運航スタッフなどの育成も重要な課題です。

一次診療を充実させることも、救急医療の質向上に

私たちのような一次診療施設にもできることがあります。それは本来、必要のない

救急搬送を減らすことです。近年、救急の出動件数は右肩上がりに増え続けています。社会の高齢化が進んでいることが最大の要因ですが、それと同時に軽症者の１１９番通報も増えています。本当は翌朝の受診でも間に合うような症状にもかかわらず、夜間に体調不良に陥り「心配になって救急車を呼んでしまった」というような場合です。あるいは仕事や通学などで日中の診療時間に受診できなかったために夜間に救急車を呼ぶようなケース、いわゆる「コンビニ受診」といわれるものです。こうした軽症者の増加が救急医療現場の混乱・疲弊の大きな要因になっています。

総務省消防庁のデータによると、２０２２年の救急出動件数は７２２万９５７２件で、前年比16・７％増となっています。そしてその約半数を占めるのが、軽症者です。三重県松阪市や茨城県では軽症者の救急車要請を有料化する試みも始まっており、救急体制の改善に一役買うことが期待されます。

こうした軽症者の「コンビニ受診」を減らすために整備したいのが、休日・夜間診療です。地域の医療機関や医師会会員が協力し、輪番制などで夜間・休日診療を行っていくことで、夜間・休日の救急出動を削減できます。都市部ではだいぶ普及していますが、賀茂地域ではまだ休日・夜間診療の体制のない地域も少なくありません。以前より賀茂地域の休日・夜間診療の体制づくりは話題に上がるのですが、医師数が足りず、また、医師の高齢化や範囲も広範となるため、頓挫しています。さらに粘り強く議論をして今後の実現につなげていきたいと考えています。

また訪問診療についても同様で、救急搬送患者の多くを占めるのが高齢者です。先の総務省消防庁の調査でも、搬送された人を年齢別にみると、高齢者が386万3153人で全体の62・1％を占めています。高齢者の場合、筋力やバランス力が衰えていて転倒や骨折、打撲などが起きやすいですし、要介護の高齢者に急な体調変化がみられたときに、家族や施設職員が慌てて救急車を呼んでしまうことがよくあります。こうした場合も、高齢者の日頃の状態をよく知っている訪問医がいて、不安なことがあればまず訪問医に連絡をすることを徹底していれば、無用な救急車要請を減らすことができます。

私も下田で診療を始めて20年余りですが、ずっと訪問診療に力を注いできました。現時点ではその数50件ほどに落ち着いていています。もっと受け入れていきたいのですが、自らの職務内容が多岐にわたり、さまざまな業務に忙殺されており、増え続ける地域のニーズすべてにはとても手が回りません。やはり、地域の医療機関で協力して訪問診療を強化していく必要があります。

住民に働きかけ、適切な受療行動を促す

そのほか、住民に対して適切な受療行動について啓蒙していくことも、無用な受診や救急車要請を減らすことにつながります。

一つの例としては「救急車を呼んでいいのか分からない」「病院を受診したほうがいいのか迷う」といった場合に、どう行動すればいいのかを伝えていくことです。

総務省消防庁では、救急安心センター事業（＃7119）を展開しています。これは、救急車を呼んだほうがいいのか、様子をみていていいのか分からない、といったときに「＃7119」に電話をすると、緊急性のある症状かどうか、緊急性がない場合は適切な地域の受診先や受診のタイミングなどを指導してもらえるという電話相談です。

静岡県ではこれまでこの事業を導入していませんでしたが、２０２４年に導入を決定し、10月より開始しました。地域のクリニックを訪れた患者などにこうした情報を周知していくと適切な受療行動が促されていくと思われます。

またこれは私も力を入れているところですが、脳卒中や心疾患などの深刻な病気を予防するため、特定健康診査や職場の定期健康診断などで、住民の健康意識の向上、ヘルスリテラシー向上を図っていくことも意義があります。

さらに病気や事故などで心肺停止に陥ったときには、救急車要請をするだけでなく、近くの人がすばやく救護活動を開始できると理想的です。

心拍と呼吸はまさに人間の生命線です。心拍や呼吸が止まった心肺停止の状態に陥ると、約3分で救命率が50％にまで下がります。救急車を呼んでも到着まではどんなに早くても数分かかりますし、長ければ10分以上になることもあります。また大規模災害のときには救急車両自体が到着できないこともあり得ます。そのときその場に居合わせた一般の人が迅速に救護活動を行えると、それだけ救命率を上げることができます。

全国各地の消防署などで、地域住民や学生などを対象に、心臓マッサージの方法や自動体外式除細動器（ＡＥＤ）使用法を学べる救急救命講習を実施していますから、そうした機会を周知して受講者を増やしていくことも、広い意味で地域を守ることにつながります。

ちなみに、下田地区消防組合でも一般の人向けに次のような講習を行っています。

① **普通救命講習Ⅰ（3時間）**：心肺蘇生法（主に成人）、ＡＥＤの使用方法。異物除去法および大出血時の止血法などを学ぶコースです（修了証を交付）。

② **普通救命講習Ⅱ（4時間）**：事業所等でＡＥＤが設置してある場所や業務の内容、活動領域の性格から一定頻度で心肺停止者に対し応急の手当てをすることが期待・想定される人を対象にしたコースです（修了証を交付）。

③ **普通救命講習Ⅲ（3時間）**：小児・乳児・新生児の心肺蘇生法、ＡＥＤの使用方法、異物除去法および大出血時の止血法などを学ぶコースです（修了証を交付）。

④ **一般講習（1〜2時間）**：心肺蘇生法（主に成人）、ＡＥＤの使用方法、その他（搬

送または、三角巾法等）を学ぶものです。

先日、私たちのクリニックでもスタッフ全員がＡＥＤの使用、および心臓マッサージなどの緊急蘇生術をすぐに施行できるように消防署のスタッフに講習会を開いてもらいました。非常に有意義な講習であったと実感しています。

地域の3つの透析クリニックを統合

機能的な医療連携のために、私個人が取り組んだこととしては、下田市にもともとあった３つの透析クリニックを統合したことです。

私が下田に来た当初は、人口３万人強という地域に横山クリニックを含め、３つの透析クリニックが存在していました。いずれも小規模な外来を中心としたクリニックであり、地域の患者は通院で透析を行うことはできるものの、人工透析導入のためのバスキュラーアクセスの造設やバスキュラーアクセストラブル、合併症も含めた入院治療などには対応ができず、その都度、二次・三次医療機関へとつながなければいけない状態でした。小さな施設にそれぞれ患者が分散しているため、医療機能を充実させようにもできなかったのです。

さらに2つの透析クリニックのうち、1つの施設の院長から病気のために近いうちに閉院したいとの希望がありました。そこで私自身が3施設を統合し、患者を集約することで、医療機関としての規模を拡大することにしたのです。結果として、現在のようにバスキュラーアクセスの造設手術から入院治療まで、すべて施設内で対応ができる「地域完結型」の腎疾患・循環器疾患の専門クリニックを開設することができました。

それにより、私のクリニックは静岡県から透析医療におけるこの地域の災害拠点施設の一つに指定されています。災害時における透析継続のための「業務継続計画」を現在、策定しているところです。非常用電源や大量の水の確保、透析のための資材の備蓄なども段階的に進めています。地域住民、透析患者が大規模災害時にも、安心してこの地で医療を受けられる体制を整えていきたいと考えています。

また人工透析を受けている人は、被災によって長期間、透析を受けられないと命に関わります。被災直後にどのような行動をとればいいか、非常用持ち出し品をどのようにそろえるか、他施設で透析を受けるときに必要な情報、食事をするときの注意などについても、日本透析医会のパンフレットなどを基に情報提供を行っています。

※特に私が透析患者にすすめているのは、非常用持ち出し袋に患者カードや透析記録のコピー、お薬手帳のコピーなどを入れておくことです。そうしたものがない場合、次のような項目をメモして保管しておくと、緊急時に他施設で臨時の透析を受けるときに役立ちます。

・氏名　・年齢　・ドライウェイト（透析後の目標体重）　・アレルギーの有無
・感染症の有無　・処方薬の種類と飲み方　・アクセスの状態
・人工血管の場合の血流の向き　・かかりつけの透析施設の連絡先

私のクリニックではこれらを記入したカードを用意しています。

医師同士の個人的なつながりも医療連携の基礎に

地域の医療機関が連携していくためには、医師同士の個人的なつながりも思った以上に重要です。ほかの診療科への紹介でも二次救急の依頼にしても、直接顔を知っている医師から依頼を受けるのと、まったく知らない医師から依頼を受けるのでは、どうしても対応が違ってきます。医者も人間ですから、顔見知りからの依頼であれば、簡単には断れないものなのです。

私は下田に来る前は心臓血管外科医でしたから、循環器の分野では国立循環器病研究センターをはじめ、現在全国で活躍されている外科医より指導を受けてきましたが、ここ下田で、しかも透析医療の関係者との人脈はほぼゼロの状態でした。ですから、自分から地域の医師たちのところへ積極的に会いに行き、顔の見える関係を作るように意識してきました。

移住当初、この地域の二次医療機関であった共立湊病院の元院長である小田和弘医師や内科専門の細井昌樹医師とは、特に親しい関係を築くことができました。下田に赴任して以来、月に一度開催されていた共立湊病院の内科症例検討会にも出席させてもらい、透析医療のみならず、地域で難渋する症例や示唆に富む症例につき、診断、管理、治療、経過などについて学ぶとともに地域の医療連携の基礎を築くことができました。特に現在伊豆下田診療所の院長である細井先生は、私より学年が1つ上の兄貴分のような存在で、下田での生活や医療についてたくさんのことを教わりました。

医療だけでなく、プライベートでも私の顔を知ってもらい、また地域のつながりを作るために、さまざまなところに顔を出しています。横山クリニック元院長で望洋会元理事長の横山良望先生とは自転車で伊豆中を走りました。私はもともと体を動かすことが大好きですから、自転車やランニング、筋トレなどで一緒に汗をかきながら地域の人と交流することで、自然にこの地に溶け込んでいけたように思います。

地方に都市部の医師が参入していくとその地域の開業医たちとなかなか関係を築けず、苦労するケースがあるようです。昨今は、都市部であれば医師という職業だけが特別視されることは少なくなっています。医師よりも患者のほうが「患者さま」と呼ばれて大きな態度でいることもあります。しかし地方では医師はまだまだ「お医者さま」として尊敬され、住民に一目おかれる存在です。そういう環境で仕事をしてきた地方の医師は自尊心が高いことも多く、外からやって来た医師に患者を取られたくないという気持ちもあり、なかなか心を開いてくれない傾向にあるようです。私の場合も、そのように接する医師もいましたが、なんとか信頼できる医師との知己を得て、地域医療の分担と協力がうまくいっているように思えます。私自身の人好きな性格もあるかもしれませんが、私も、それまでの心臓血管外科医の経歴をひけらかして都会風を吹かせるようなことは一切しませんでした。実直に知らないことは教えを乞い、この地域に貢献したいという思いを伝え続けたことで、周りの方たちも理解してくれたのではと思っています。

こうした医師同士の個人的なつながりを深め、その輪を広げていくことで、地域の医療連携の議論も進みやすくなるはずです。休日・夜間診療体制を整備するためにも、医師や関係者のネットワーク構築にさらに力を入れていきたいと思います。

オンライン診療、医療DXの推進は有効か

大規模災害対策や地域の医療連携ということで、昨今よく議題に上るのがICT（情報通信技術）を駆使した遠隔診療（オンライン診療）や、医療DX（デジタルトランスフォーメーション）といったキーワードです。

遠隔診療は、もともと離島や僻地《へきち》などの医療アクセスの悪い地域での診療方法の一つとして始まったものです。遠隔診療の基本的な考え方は2015年に厚生労働省から「情報通信機器を用いた診療（いわゆる『遠隔診療』）について」で通知されています。2020年頃から始まった新型コロナウイルス感染症の感染拡大の影響で時限的・特例的に規制が緩和され、導入が急速に進んできました。現在では高血圧や糖尿病といった生活習慣病の管理や、神経難病などで症状が安定しているときの投薬の継続など、さまざまな病気を遠隔診療で診られるようになっています。そのため特に医師不足地域の医療や僻地医療では、遠隔診療を積極的に導入することで、医師不足の解消に一

役買えるだろうという指摘も多くみられるようになっています。

確かに交通の便が悪い地域こそ、情報通信技術を活用した遠隔診療のメリットは大きいといえます。ですが私自身は、遠隔診療の推進にはやや懐疑的な立場です。医療というのは本来「五感」で診るものです。医師が患者と向き合い、目で見て耳で聞き、肌で触れ、匂いを嗅いで五感を駆使して患者の情報を取得し、そこから最善の治療を検討します。

それに対して昨今のオンライン診療では、このうち視覚と聴覚しか情報を得る手段がありません。また通信状況や使用するデバイスにより、色味なども変わって見える恐れもあります。つまりオンラインだけで正確な情報を得るのは無理があります。

さらには高齢者が多い医療過疎地域で、どれだけの患者がこの通信機材やデバイスを使用できるでしょうか。多くの人はそこへたどり着くことさえ無理ではないでしょうか。聴診器を当てられるだけで感激する患者がいるように、聴診をしたり、触診をしたりと直接患者を診察すること自体が医療、つまり医術だと思えてなりません。ですから、大規模災害時などの緊急時を除けば、基本的には対面での診療を重視していきたいと考えています。

医療DXによる効率化を進めるなら、地域での患者の医療情報の共有の在り方を考えていくことは意義があるかもしれません。

現状は、ある医療機関から別の医療機関へと患者を移送する場合、そのたびに紹介状が必要になり、その書類作成にも時間をとられます。また一般の人からの救急車要請があった場合、意識状態が悪い状態で運ばれると、その人の医療情報がまるで分からないまま、救急医たちはほぼ初見で即座に治療方針を判断しなければなりません。

このような連携時の煩雑な手続きを省き、緊急時にも患者の医療情報をスムーズに共有できるしくみがあれば、地域の医療連携が大きく前進すると思います。患者にとっても、どの医療機関に運ばれてもその人に合った治療を受けられる確率が上がります。

一応、私のクリニックでも2024年6月からオンライン請求のシステムを導入しました。これは患者の医療情報を薬局や保険者（自治体や健康保険組合）とデータで共有できるしくみです。マイナンバーカードの健康保険証利用にも取り組み始めています。マイナンバーカードを健康保険証として利用していくと、本人が処方を受けた薬剤の情報や健康診断の情報などが集積され、必要なときには医師や薬剤師がアクセスできるようになります。

今後、国全体で医療ＤＸを進めていくなかで、患者個人の医療情報を安全かつ確実に医療者が共有していけるようなシステムを開発してほしいと思います。そういうものができれば、新型コロナウイルス感染症のような新型感染症や大規模自然災害のような緊急事態でも、より迅速に、最適な医療を提供していけるのではないかと思います。

日本の医療格差解消にすべてをささげる――。

人や資源が限られる地方こそ、医療人の使命は大きい

5章

人口減少時代に生き残る地方になるために

２０２４年４月、民間の有識者グループ「人口戦略会議」が「最終的に消滅する可能性がある都市」を発表しました。これは２０５０年までの今後約30年で、出産年齢である20～30代の若年女性がどの程度減少するかをみたものです。少子化により若年女性の数が減ること（自然減）だけでなく、進学や就職などで地域から流出すること（社会減）も合わせて、若年女性の減少率を調べています。そして若年女性の減少率が50％以上になる自治体を「消滅可能性自治体」と位置づけて公表しています。この調査では全国の１７２９の市区町村のうち、約４割にあたる７７４自治体が消滅可能性自治体に分類され、全国各地で衝撃をもって受けとめられました。

残念ながら、私たちのいる下田市も、消滅可能性自治体の一つに入っています。賀茂地域の１市５町のなかでは下田市のほかに東伊豆町、松崎町、西伊豆町も同じように消滅可能性自治体に分類されています。いずれも「自然減対策が必要、社会減対策が極めて必要（C−2）」という評価です。

下田市の少子高齢化は日頃から肌で感じていますが、この地で地域医療を担う身として「いずれこの町がなくなってしまうかもしれない」という指摘は、当然ショックではあります。しかし、この調査結果を精査し、またほかの自治体の取り組みなどを参照してみると、決して悲観すべき状況だけではないことも分かります。

この調査では、若年女性の減少率が20％未満にとどまり、１００年後も若年女性が5割近く残っていて持続可能性が高い自治体のことを「自立持続可能性自治体」と定義しています。この自立持続可能性に分類された自治体は全国で65ありますが、それをみると、人口の多い大都市や交通の便の良い地域だけが該当しているわけではありません。首都圏でいうと、東京都八丈島、神奈川県の葉山町、開成町、埼玉県滑川町なども自立持続可能性自治体とされていますし、静岡県では長泉町がここに入っています。いずれも自治体の規模としては小さいですが、地域に人を惹き付ける魅力があったり、若い世代が暮らしやすい環境があったりするのだろうと推測します。ここで挙げた静岡県長泉町は三島市に隣接した小さな町ですが、合計特殊出生率は全国平均

1・43、県平均1・52を大きく上回る1・82と県内第1位タイで、子どもが多い町です。東海道新幹線「ひかり」を利用して、JR品川駅まで最速37分、新東名高速道路「長泉沼津IC」と交通の便が非常に良いこと、先駆的な子育て支援、教育環境は、子育て世代に大きな安心を与え、充実した文化施設、健康施設、良質な生活環境がありま す。そしてなんといっても2002年9月に開院したがん治療の実力ランキング日本一と評されている静岡県立静岡がんセンターがあるなど、医療が充実しています。これは今後の過疎地域の活性化の一つのヒントになるかもしれません。

また、人口5500人余りの宮城県の大衡村《おおひらむら》は前回の調査で消滅可能性自治体に指定されていました。しかし今回は、その反対である自立持続可能性自治体に分類されるようになっています。

大衡村では、消滅可能性自治体の汚名を返上するためにさまざまな子育て支援策を強化し、村に定住する意思がある若い転入者に対し、住宅購入費を最大150万円補助する制度を設けるなどしたところ、子育て世代の転入が増加したということです。

さらに半導体産業などをはじめとした企業誘致にも力を入れ、雇用の創出にも取り組んでいるそうです。こうした地道な取り組みによって子育てしやすい町、暮らしやすい町を創り出していけば、小さな自治体でも持続可能な明るい未来を創っていけるという好例です。今後は、日本全国でますます人口減少がハイスピードで進んでいきます。わが下田市、そして賀茂地域も大衡村のような例に倣い、行政と住民とで手を取り合って、自分たちにできる取り組みを進めていきたいものです。

「地方だからしかたがない」をなくしたい

医療の分野でいえば、今後は医師の都市部への集中も、次第に鈍化していくだろうと想像しています。

全国の医学部定員は現在9400人ほどです。毎年9000人余りの医師が誕生していく一方で、全国で高齢者を含めた人口減少が進んでいきますから、都市部でもあと10〜20年もすれば「医師余り」という状況が顕在化してくるはずです。これは先にも述べましたが、歯科医師では、すでにそのような状況が生まれています。歯科医院が多すぎて、都会では〝食べていけない〟状況が出てきています。医師も遠からず、同じようになっていく可能性が高いと考えています。

都市部で医師が食べられなくなったら、どうすればいいのか。それは間違いなく医師が少なく、医師が求められる地域で医療を提供することだと思います。つまり、これから医師になる世代や中高年医師のセカンドキャリアとして「地方で、その土地の住民を支える医療」に携わる医師が増えていく可能性があります。

私自身、都市部を離れて地方で地域医療を担うようになって思うのは、「地方の医療も決して捨てたものではない」ということです。都市部では最先端の高度医療を受けられ、地方では質の劣った医療しか受けられない。一般にはそういうイメージがあるかもしれませんが、地方でもやり方次第でできることは多くあります。

例えば、人口の少ない地域の医療機関は、医師が一人で外来だけを行っているような小さい診療所、クリニックが中心です。こうした小規模な診療所だけではできないことも、いくつかの施設を統合して設備や患者を集約していくことで、専門医療を担う施設へと育てていくことができます。近年増えている医療モールのように1つの施設に複数のクリニックや薬局が集約されているような形態の導入もその一つといえます。私が地域の３つの透析クリニックを統合したのも、その一例です。また地域の医療機関全体で連携し、一次・二次・三次という医療機能を明確にして各々が役割分担をしていけば、地方であっても都市部と変わらない高度医療を提供できると確信しています。

下田に来てからも紆余《うよ》曲折《きょくせつ》の連続

地域医療という少し大きな話をしましたが、私自身も下田に来てから、ずっと順風満帆で過ごしてこられたわけではありません。良いこともたくさんありましたが、その一方で苦労や悪いことも次々に襲ってきました。

下田に来てからの私の最大の事件といえば、元事務長による横領です。私が自分のクリニックを開院して5年ほどが経った２０１７年、元事務長による1億円余りに上る横領事件が発覚したのです。詳しい経緯の説明はここでは控えますが、この事件は新聞やテレビニュースでも報道され、大騒ぎとなったことがありました。結局、犯人は1年後に逮捕され、収監されました。残念ながら、横領した1億円余りはすべてギャンブルにつぎ込まれたそうで、1円も戻ってきませんでした。

事務長といえば、病院経営の事務方のトップです。全幅の信頼をおいていた人物に裏切られたことになり、私も残った職員もとても大きな心の傷を負いました。私はもともと父親の事業が倒産し、連帯保証人として借金を背負って下田にたどり着いています。その借金もなんとかすべて弁済し、これから診療に集中できると思っていた矢先のことで、「なぜ私がこんな目に……」と運命を呪いたくもなりました。それでも私はクリニックを率いる立場ですし、患者の命を預かっていますから、泣き暮らしているわけにもいきません。なんとか自分を奮い立たせ、事件の処理にあたりながら、早期に通常診療を再開するために骨身を削って働きました。この事件以降、いろいろな業務が可視化でき、高い授業料を払う羽目にはなりましたが、業務の体系化による改善も大きく進みました。

この事件のほかにも、本当にいろいろなことがありました。数年前にも、とある責任者がなんの引き継ぎもなく突然辞職してしまったことがあります。すべての業務を残したまま連絡がとれなくなり、院内が大混乱に陥ってしまいました。先の横領事件も含め、責任者としての自覚と責任の重さをあらためて痛感させられる出来事です。

ほかにも看護師不足による業務縮小も何度も経験しましたし、２０２０年からは新型コロナウイルスにより、外来も入院施設もすべての感染症対策を見直さざるを得ませんでした。幸い透析患者が新型コロナウイルス感染で死亡した事例は1例もなく、感染対策についてはうまく機能したと自負しています。実際、私自身も心が折れかけたことは幾度もありましたし、自分でもあらためて振り返ると「よくやってこられたな」と驚きます。

支えてくれたのは、志あるスタッフと地域の人たち

大都市での心臓血管外科医の仕事を離れ、縁もゆかりもない下田にやって来た私が、この地で地域医療を続けてこられたのはなぜか。それは、やはりクリニックの気概あ

るスタッフたちや地域住民の皆さんの温かい支えがあったからです。

横領事件ののち、一部の従業員の関与も疑われましたが、結果的にはスタッフも刷新され、それ以降は最高のメンバーでチーム医療を提供できるようになりました。特に看護師の統括看護部長は、前身の横山クリニックの頃より看護業務の改善やスタッフ教育などに大きな情熱を注いできたクリニックの要となる存在であり、私も業務全般において支えてもらっています。横領事件のあとも、もともとは会計の知識もなかったのに煩雑な会計業務を一手に引き受けてくれ、彼女が電卓とにらみ合っていた姿は神々しく見えたほどです。

また血液浄化センター長の師長も、透析医療の実績が20年以上と私よりも豊富な経験と知識を有しています。私が外来や手術、訪問診療などで忙しいときも、常に患者の皆さんが安心で快適な透析医療を行えるように目配りをしてくれています。

いろいろな理由でクリニックを離れていく人もいる一方で、気がつけば、統括看護部長や血液浄化センター長をはじめとした素敵な仲間たちが増えていました。

私のクリニックでは、年末に行われる納会で10年勤続者に表彰と報奨金を授与することが恒例になっていますが、２０２４年12月現在は10年勤続者が20人になりました。ほかにも一度辞職して、また戻ってきてくれた仲間も数人います。このような心あるスタッフたちと一緒に働けることは、なんとありがたいことかと身に染みて思います。またこの地域で「私を待ってくれている患者がたくさんいる」ということ自体が、私のエネルギー源になっています。何気ない日々のなかでも「いい医療を提供できた」「患者や家族の笑顔を見られた」といったことが私の喜びになっています。

クリニックでの私のある日の記録を紹介すると、こんな感じです。

この日（火曜）は朝7時過ぎにクリニックに到着し、病棟回診＋指示出しを8時までに行い、外来診療は8時45分から12時まで行います。ある透析患者のシャント瘤が切迫破裂状態であるため、エコー検査後、緊急入院とし、同日緊急手術予定としました。その間、2件の新規ＶＡＩＶＴ患者の手術説明（いわゆるインフォームドコンセント）を行い、ＶＡＩＶＴ2件をこなしました。次いで、シャント瘤切迫破裂のインフォームドコンセント、そして手術です。手術はプロポフォールによる静脈麻酔下、瘤切除と血行再建術を行いました。手術時間は2時間半を要しましたが、無事瘤も切除でき、破裂のリスクを回避することができてホッとしました。術後に出血がありましたがトラネキサム酸投与で、なんとか止血できました。クリニックを出たときには、時計は21時を回っていました。

その日は統括看護部長や看護師長らとファミリーレストランで遅い夕食をとってから帰宅しました。帰宅後も夜間のオンコールに備えて晩酌というわけにはいきませんが、風呂で汗を流してさっぱりし、長い一日の反省をしました。ほぼ休み時間もなくさすがに疲労感はありましたが「今日は充実した診療を行えたな」と思える日は、ささやかですが幸せな気分に包まれます。

南伊豆の豊かな自然が、心を癒やしてくれる

温かいスタッフたちや地域の人に加え、疲弊した私の心を癒やしてくれるのが伊豆の豊かな自然環境です。下田市では日常生活のなかにも自然の豊かさを感じる瞬間がたくさんあります。富士箱根伊豆国立公園内に位置しているため、元自然児の私とし

ては、自然のなかに身をおいているといつの間にか心が洗われ、新たな活力が湧いてくるように感じます。

1月の爪木崎のスイセン、2月の河津町、南伊豆町の河津桜は秀逸です。そして、下田の春は山で感じることができます。このあたりの山は海抜500m以上の山はなく、低い山々が連なっています。3月にはアセビの花が咲き乱れ、春を感じさせます。アセビはツツジ科の常緑低木で、漢字では「馬酔木」と書きます。文字どおり馬が酔ってしまうという毒があるのですが、可憐《かれん》な花を咲かせる植物です。八丁池に向かう天城山中では、アセビの大群落があって圧倒されます。

また3月末になると、数十種類もあるというさまざまなヤマザクラが、モザイク状に山の斜面を彩ります。このときの風景は本当に絶景です。4月になると私が大好きなヤマブキの花も咲き乱れます。また4月半ばには照葉樹であるタブノキの黄緑色やスダジイの花の萌黄《もえぎ》色、針葉樹林の深緑色、落葉広葉樹の若葉色が混ざり、照葉樹林独特の色彩を呈します。これに低木のヤマブキの山吹色やフジの花の藤色などの色がコントラストをなし、百花繚乱《ひゃっかりょうらん》の春を演出します。一説によると、色を表す日本語の言葉は１１００種類以上もあるそうです。それほど種類が豊富なのは、この自然の恵みの豊かさに由来しているように思います。ほかにも虫好きの私としては、ビロードツリアブやクマバチがホバリングする姿を見ると「春、真っ只中だなー」と感じて心が躍ります。また、６月になると日本一といわれる下田公園に咲き誇る３０００万輪の紫陽花は本当に圧巻です。

また夏の楽しみといえば、海水浴や素潜りです。仕事が忙しいとなかなか海にも入れませんが、ちょっと時間ができたときには一人で素潜り漁に出ることもあります。

そんなときは海パンとタンクトップという姿でフィン、水中メガネ、ヤスを引っ下げ、愛車の１２５ccのスクーターで近くの爪木崎海岸に向かいます。出発して３分もすれば海岸に着くので、海の状態を見ながら、漁に適したスポットを探して３００mほど泳ぐこともあります。イセエビや貝類は漁業権を持っていないと捕ることはできないので、イシダイやカサゴなどの魚を狙います。あるときは、目の前に大物のブダイが泳いでいて一突きして引き揚げると、40㎝ほどのなかなかの大物でした。30分ほどで漁を終えて、帰宅後にブダイを調理して食しました。夏場のブダイはまずいというのが定説ですが、このときのブダイはとてもおいしく、楽しい夏の時間になりました。最近では爪木崎や九十浜で近所の先輩とSUPを楽しんでいます。

近年は地球温暖化の影響なのか、春や秋が短くなっていきなり夏や冬が来るような年もあり、四季のうつろいを感じにくくなっています。それでも、下田市では身近な生活のなかでそれぞれの季節を感じる要素が随所にあります。四季を愛する日本人としては、それだけで幸福を感じます。

地域の活性化に、インバウンドも一つのチャンス

地方の自治体の活性化・人口維持という点では、南伊豆地方の観光資源を利用しない手はありません。豊かな自然や歴史といった観光資源を活用して国内外から人を呼び込むとともに、若い世代の雇用を創出するような施策を考えていきたいところです。

下田市でいえば、私のクリニックの周辺（車で30分以内）にも、素晴らしい観光資源

があります。

・河津桜：全国的に有名な桜の名所です。毎年2月中旬頃に満開となる早咲き桜です。この時期、賀茂地域で最も多くの観光客が押し寄せます。その数は100万人以上となります。

・了仙寺：ペリー提督一行の応接所となり、1854（嘉永7）年5月、日米和親条約の細かい取り決めである「下田条約」が締結されたところです。また、アメリカジャスミンの名所としても有名です。約1000株あり、5月中下旬の見頃の時期になると、白と紫の可愛らしい花で境内が埋め尽くされる様子は圧巻です。

・河津温泉郷：河津町は海と温泉そして清流、さらに『伊豆の踊子』の舞台であり素晴らしいところです。そこには谷津・峰・七滝・大滝など魅力ある温泉が点在しています。

・下田温泉・蓮台寺温泉：下田の宿はほとんどが温泉です。なかでも蓮台寺温泉は湯量が多く、歴史も古い温泉です。海沿いの旅館の露天風呂はオーシャンビューで絶景です。

・ペリーロード：「ペリーロード」とは、幕末に伊豆下田港へ来航したペリー提督一行が、下田条約締結のために了仙寺に向かって行進した道です。平滑川沿いに700mほど続き、幕末～大正時代に建てられた石造りの洋館や古民家が数多く残るレトロな雰囲気が人気です。

・下田公園・あじさい祭：下田公園は日本でも有数の紫陽花自生地です。6月のあじさい祭期間中は一見の価値があります。

・下賀茂温泉：伊豆半島随一の湯量を誇る温泉地です。鄙《ひな》びた雰囲気が素敵です。冬の季節は田園風景と湯けむりが絶妙にマッチしています。

・白浜海岸：下田市で最も大きく、有名な海水浴場です。白い砂に青い海、弓ヶ浜とともに日本を代表する海水浴場です。海の透明度は必見です。

・弓ヶ浜：伊豆半島最南端にある海水浴場です。渚《なぎさ》は1kmに及び、ウミガメの産卵場としても有名です。周囲には温泉があり、私のクリニックも毎年ここにある旅館で忘年会を行っています。

・ヒリゾ浜：伊豆半島随一の透明度を誇る海岸です。以前は超穴場スポットでしたが

ＳＮＳが普及した現在は超人気スポットになっています。息をのむほどの透明度です。

ここに取り上げたのは、地域の観光資源の一部です。観光で遊びに来てもらうのもいいですし、豊かな自然のなかで子育てをしたいファミリーや、マリンスポーツを楽しみながら働きたいといった医療従事者にとっても魅力ある町だと思います。また新型コロナウイルスによる渡航制限が落ち着いた今、観光産業の追い風となっているのが、インバウンド（訪日外国人）です。

訪日外国人を下田に多く誘致し、産業が少しでも活性化すれば、就職先が増え、移住者も増えることで、患者も増えるし、医療従事者の転入も見込める可能性があるわけです。ひいては外国人医療従事者の受け入れも将来的には見据える必要もあるでしょう。

さまざまな取り組みにより、地域の産業や人材が育っていくことで若い世代を増やし、「自立持続可能性自治体」へと成長していくことを願います。

外から人を呼び込む「観光透析」「観光ドック」

私のクリニックでも、国内外の人を呼び込むためのサービスを展開しています。その一つが「観光透析」です。

私のクリニックの血液浄化センターは他都道府県からの観光透析を積極的に受け入れています。一般に人工透析をしている患者は、週に3回、1回4時間ほどの透析を継続しなければならないため、のんびり旅行に行くというのが難しい場合が多いものです。そこで私のクリニックでは近隣の旅館などと連携して、この地域に宿泊して観光を楽しみつつ、血液浄化センターで透析を続けてもらうというサービスを行っています。

観光透析のサービスは２０１２年開院時から導入し、利用者から人気を得ていましたが、２０２０年からは新型コロナウイルスの影響でずっと受け入れを中止せざるを得ませんでした。さらに新型コロナウイルス感染症が5類に移行した２０２３年は、インフルエンザなどのほかの感染症が拡大してしまい、なかなか再開に踏み出せませんでしたが、２０２４年６月、ようやく観光透析を再開することができました。利用者が集中してベッドの空きがなくなると、希望の時期に受け入れられない場合もありますが、基本的に通年で受け付けていますので、透析患者やその家族にも、ゆっくり観光を楽しんでほしいと思います。

それから、今後力を入れていきたいのが「観光ドック」です。これはこの地域だけでなく、全国的に注目されている医療サービスです。これも長期休暇などに来訪して観光を楽しみつつ人間ドックを受けてもらい、心と体をリフレッシュしてもらおうという取り組みです。また昨今は、アジアなどの海外の富裕層向けに、人間ドックを提供している医療機関もあります。アジアの国などでは、日本の先進的な検査機器・医療技術による人間ドックを受けたいというニーズがあるため、訪日外国人に日本観光を兼ねて人間ドックを受けてもらうというものです。私のクリニックでは人員や設備も限られていますから、今のところは国内の利用者を対象としていますが、地域の医療機関でこうした医療サービスに取り組んでいくことも、地域の活性化に一役買えるのではないかと考えています。

地域住民の命と人生を守るのが、これからの医療人の使命

人口減少時代の地域の活性化ということで、私にできることは、やはり賀茂地域の地域医療に最大限の貢献をしていくことです。

私の出身は東京ですが、これからもずっと下田市に住み続けるつもりですし、ここに骨を埋める覚悟でいます。それはこの豊かな自然に囲まれた地域への郷土愛でもありますし、何より私を受け入れ、ここまで支えてきてくれた地域の人々への恩返しでもあります。

自分のクリニックにしても、まだまだ改善の余地はあります。特に腎臓疾患および透析医療といった専門領域をしっかりとカバーするため、２０２４年10月には通常の血液透析（ＨＤ）の機器45台を、すべて高性能のオンラインＨＤＦ（血液濾過透析）へと切り替えが終了しました。これによってより安全かつ効果的に血液浄化を進めら

れるようになり、症状の悪化や合併症を防ぐ効果が高まります。

また、消化管の内視鏡検査や整形外科領域の診療ができるような体制を整えて、一般診療も充実させたいと考えています。幸い、同じく10月より月1回ではありますが私の古くからの友人で整形外科医の種市靖行医師が金沢から来て、整形外科外来を担当してくれることになりました。残念ながら、現在は透析患者やかかりつけ患者が主ではありますが、今後枠を週1回に増やしたいと検討中です。診療拡充のためにも医師や看護師、臨床工学技士をさらに増員していくことも必要です。

さらには、地域医療に貢献したいという志を同じくする仲間を増やすことができれば、賀茂地域だけでなく透析施設が限られている地域への分院展開も考えていきたいと思っています。各地から観光透析でやって来る患者に話を聞くと、下田市と同じように歴史のある観光地でありながら伊東、湯河原、鎌倉、軽井沢なども、意外に透析施設が少なく、通院なども不便で困っている人が少なくないということです。以前、軽井沢から観光透析で来た患者から、是非、軽井沢にも透析クリニックを作ってほしいといわれたことがあります。

今のクリニックのノウハウを活かして、こうした地域に最新の透析施設を増やしていくことができれば、さらに広域での地域住民の支援を行えるようになります。他地域にもグループ施設があれば大規模災害時の連携なども計画しやすくなります。また、職員の働く場所の選択肢も増えますし、気分転換に長期出張も可能となります。何より、その地域に必要な医療がないために、健康が脅かされたり、住み慣れた地域を離れなければならない市民を減らすことができます。

どこに住んでいても充実した医療を受けられ、年齢や健康状態によらず、安心して暮らすことができるというのは、国民の基本的な権利の一つです。

憲法第25条の「生存権」で謳われているように「すべて国民は、健康で文化的な最低限度の生活を営む権利」があります。そして同時に第2項で「国は、すべての生活場面について、社会福祉、社会保障及び公衆衛生の向上及び増進に努めなければならない」とも規定されています。つまり医療は、国民の健康で文化的な生活を支える重要なインフラの一つであり、地域によって格差があっていいものではないのです。

だからこそ私は常々「地方だから、しかたがない」という言葉をなくしたいと思っています。地方でもできること、地方だからできることを模索し、抱えている困難を打開していきたいですし、今ある医療格差を解消するための努力を惜しまないつもりです。

最後に、私のクリニックで掲げている基本理念を記し、筆をおきたいと思います。

「われわれはあきらめません。
市民の皆様の未来のために努力し続けます。」

おわりに

本書を最後まで読んでいただき、ありがとうございました。

大阪や神戸、郡山といった大都市で心臓血管外科医をしていた私が、静岡県下田市のクリニックの医師となり、そのなかで感じてきたこと、考えてきたことをつづったのが本書です。都市部でも地方でも、その地域の実情や医療体制はさまざまで、一つとして同じではありません。ですから私が体験したことがどの地方にも当てはまるわけではありませんし、すべてを「都市ＶＳ地方」という構図で語ることにも無理があるかもしれません。

ただ、それまでとまったく違う環境に身をおくことで、新たに見えてくるものがあるのは事実です。私が運の巡り合わせで下田という地域にたどり着き、それまでの環境と比べて感じた地方の医療の実態や課題、そしてそこにある「格差」を乗り越えるために何が必要なのかなどについて、思いつくままに述べてみました。

結論からいうと、私は思い切って下田市に来て本当によかったと思っています。高校生のときに、テレビのドキュメンタリーで冠動脈バイパスをディレクター自らが受けるという特集を目にしました。心臓を止めて静脈グラフトを冠動脈と大動脈にバイパスして吻合していくわけですが、そこで目を疑ったのです（現在はオフポンプバイパスといって心臓を止めずに吻合する手術が主流です）。心臓は止まったら、それイコール死ではないかと。吻合終了後、カウンターショックのあと心臓が元どおりに動き出したのです。「なんてことだ」。死に対する概念が大きく変わった瞬間でした。ある者は、胸壁と心臓との距離は数㎝だが外科医が到達するまでに２０００年以上の歳月を要している、このような外科治療は心臓外科以外にないと言っています。１９００年代に始まった新しい外科学である心臓外科学に強い憧れを抱いたのです。科学の発達の頂点であり、神秘の臓器、心臓と死の概念が覆ったこの瞬間より心臓血管外科医を目指しました。14年間、それなりに心臓血管外科学を習得することはできましたし、幸い太田西ノ内病院では心臓血管外科部長を拝命し、１００例近くの心臓・大動脈手術を行うことに成功しました。当時、脳分離体外循環法を導入したことは一つの功績と自負しています。もしかしたら母校の教授になった可能性もあったでしょう。少なくとも私の恩師である大北 裕神戸大学名誉教授はそう思っていたのですから。そして、そのまま心臓血管外科医をしていたら、どこかの大学の教授や総合病院の部長として、メスを握り続けていたと思います。しかし、年をとって管理職になれば人事や病院経営の雑務に追われるばかりになります。「患者の命と健康を支える」という医療の本質からは遠ざかり、医師としての意欲を失っていたかもしれません。

その点、下田ではまさに鶏口牛後でクリニックを率いるリーダーを務めつつ、ずっと現役医師として毎日患者の診療に携わることができます。外来や回診で一人ひとりの患者と向き合い、一緒にチームとなってその人の生活を支えていくことは、まさに医療の原点であり醍醐味です。それをずっと続けられているのは医師として本当に幸せなことだと思います。

それにしても、私が医師としての第2ステージの場所として下田を選んだのは、本当にたまたまなのですが、考えてみると、これほど私に合っている地域はないかもしれないと感じます。

本文のなかでも書いたように私は幼少期から自然が大好きで、昆虫などあらゆる生き物、そして海や川が大好きでした。ちょっとした時間を見つけたときはそうした自然探索を満喫します。また、歴史も大好きです。下田はペリーの黒船来航や吉田松陰などの幕末の歴史の舞台として有名ですが、それ以外にもさまざまな歴史的建造物や遺跡があります。車やバイクで地域を回りながら、時折、雄大な歴史の流れに思いをはせるのも贅沢な時間です。

私の家族にとっても下田の暮らしから得たものは多いと思います。私が下田に来た当時、子どもたちは小さかったので海に潜ったり磯《いそ》で生き物を探したり、思い切り体を動かして伸び伸びと育っていきました（今は医師を目指して勉強中の身です）。

また私が下田に来るきっかけの一つだったのが、父親の事業の倒産ですが、その父も会社を畳んだあとは下田に来て暮らしていました。この地で南伊豆に遊びに来た友人に会ったり、地域の歴史や文化について下田市立図書館で勉強をしたり、隠居後の生活を楽しんでいる様子でした。父は長年糖尿病を患っていて、その合併症による心疾患もあったので、私がクリニック経営を継承する前に、76歳で亡くなりました。それでも新しいクリニックが完成したときにはとても喜んでくれ、友人をつれて内覧会に来てくれたときの誇らしそうな父の笑顔は、今も脳裏に焼き付いています。私たち家族は、下田という地域と、何か特別な深い縁で結ばれていたのかもしれません。

働き者で優しかった父は今も天から見守ってくれていると思いますが、この地域での私の挑戦は、まだまだこれからも続きます。私が愛読する『三国志』のなかの好きな金言の一つに、次のものがあります。

「呉下の阿蒙に非ず（ごかのあもうにあらず）」

これは「呉国の阿蒙さんは、教養のない武人として知られていたが、主君のアドバイスに従って見違えるような戦略家になった」という三国志に登場する呉国の呂蒙《りょもう》にまつわる逸話から出た故事です。

分かりやすく経緯を説明すると、中国の三国時代の呉に、呂蒙という猛将がいました。赤壁の戦いなど、いくつもの大きな戦いで功績を残す武将でしたが、教養がまったくなく、主君の孫権から教養の大切さを諭されます。孫権が「お前、勉強しろ」と歴史書や兵法書をプレゼントし、呂蒙もそれを見て猛勉強しました。それから時が経ち、魯粛《ろしゅく》という政治力や外交力で諸葛亮（孔明）に匹敵する智謀を持っていた武将が呂蒙の陣にやって来ました。魯粛は「ちょいとからかってやろう」と呂蒙を少しばかにした態度で戦術の話をふっかけてきましたが、猛勉強の結果、呂蒙は逆に魯粛を論破し、「呉の都にいたときのボンクラ蒙ちゃんとはえらい違いだ！（呉下の阿蒙に非ず）」と感激したといいます。その後、呂蒙は魯粛のあとを継ぎ、呉の参謀となり、文武両道の武将になります。

つまり「呉下の阿蒙」とはいつまで経っても昔のままで進歩のない人のことを指し、「呉下の阿蒙に非ず」は、人間は勉強と努力で変わるものだという教えです。

私自身も現状に甘んじて「呉下阿蒙」になることなく、常に新しいことに挑戦して学び続け、進化を遂げていきたいと思っています。私が猪突猛進《ちょとつもうしん》してしまい、地域住民の方々やクリニックのスタッフたちにはご迷惑をおかけすることがあるかもしれませんが、温かく見守っていただけたら幸いです。そして皆で力を合わせて、ともにこの地域を魅力ある素敵な最高の町にしたいと考えています。下田をこよなく愛しているから!!

花房雄治（はなふさ ゆうじ）

医療法人社団 のぞみ記念下田循環器・腎臓クリニック院長。昭和大学大学院卒業。

国立循環器病研究センター医員、太田西ノ内病院心臓血管外科部長、神戸大学医学部附属病院呼吸循環器外科助教などを経て現在に至る。

2012年には下田地域にあった3つの透析クリニックを統合させて開業し、最新機器の導入だけでなく、看護師をはじめとする職員の教育や資格取得の支援に力を入れ、質の高い医療の提供を追求して取り組んでいる。

本書についての
ご意見・ご感想はコチラ

使命に生きて

人口減少時代の今、地方の医療に求められるもの

2025年2月27日　第1刷発行

著　者　花房雄治
発行人　久保田貴幸

発行元　株式会社 幻冬舎メディアコンサルティング
〒151-0051　東京都渋谷区千駄ヶ谷4-9-7
電話　03-5411-6440（編集）

発売元　株式会社 幻冬舎
〒151-0051　東京都渋谷区千駄ヶ谷4-9-7
電話　03-5411-6222（営業）

印刷・製本　中央精版印刷株式会社
装　丁　弓田和則
カバー写真　花房皓星

検印廃止

ISBN 978-4-344-94840-2 C0047
幻冬舎メディアコンサルティングＨＰ
https://www.gentosha-mc.com/